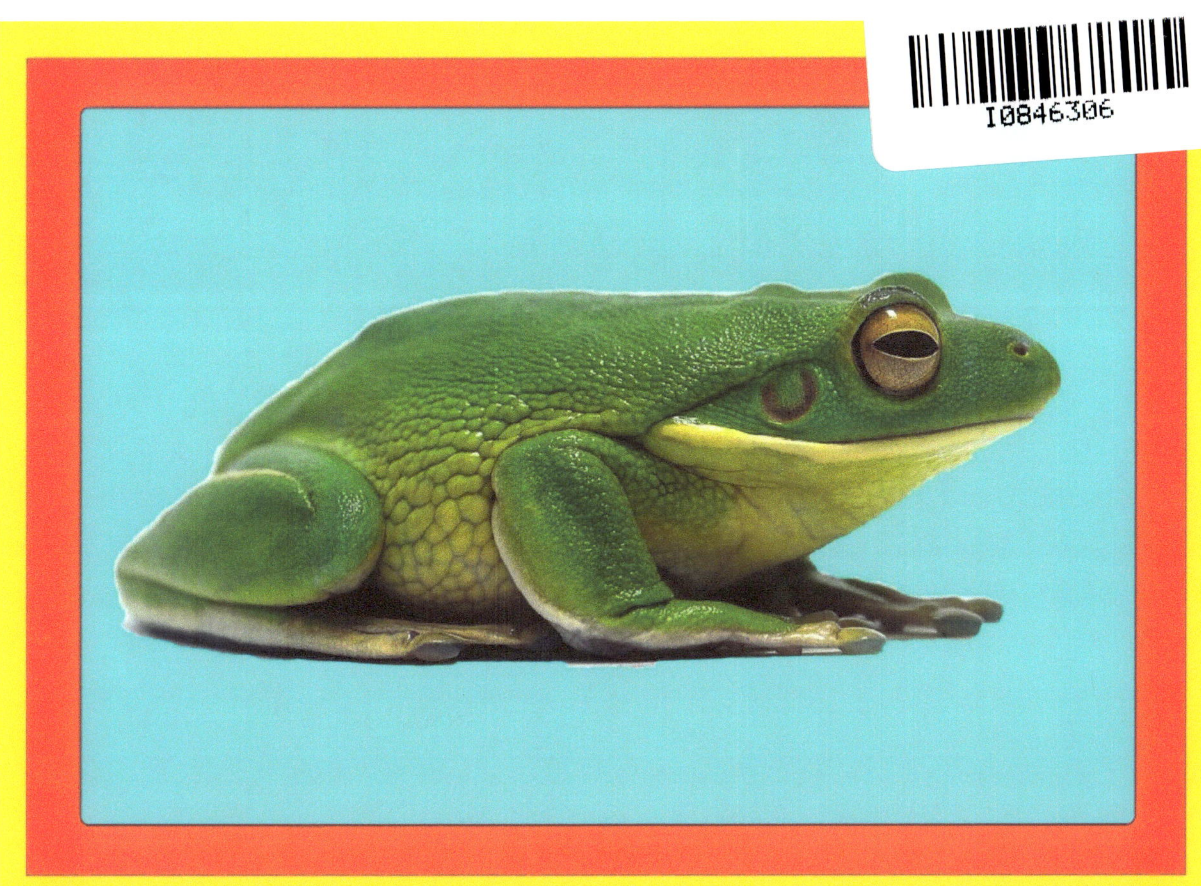

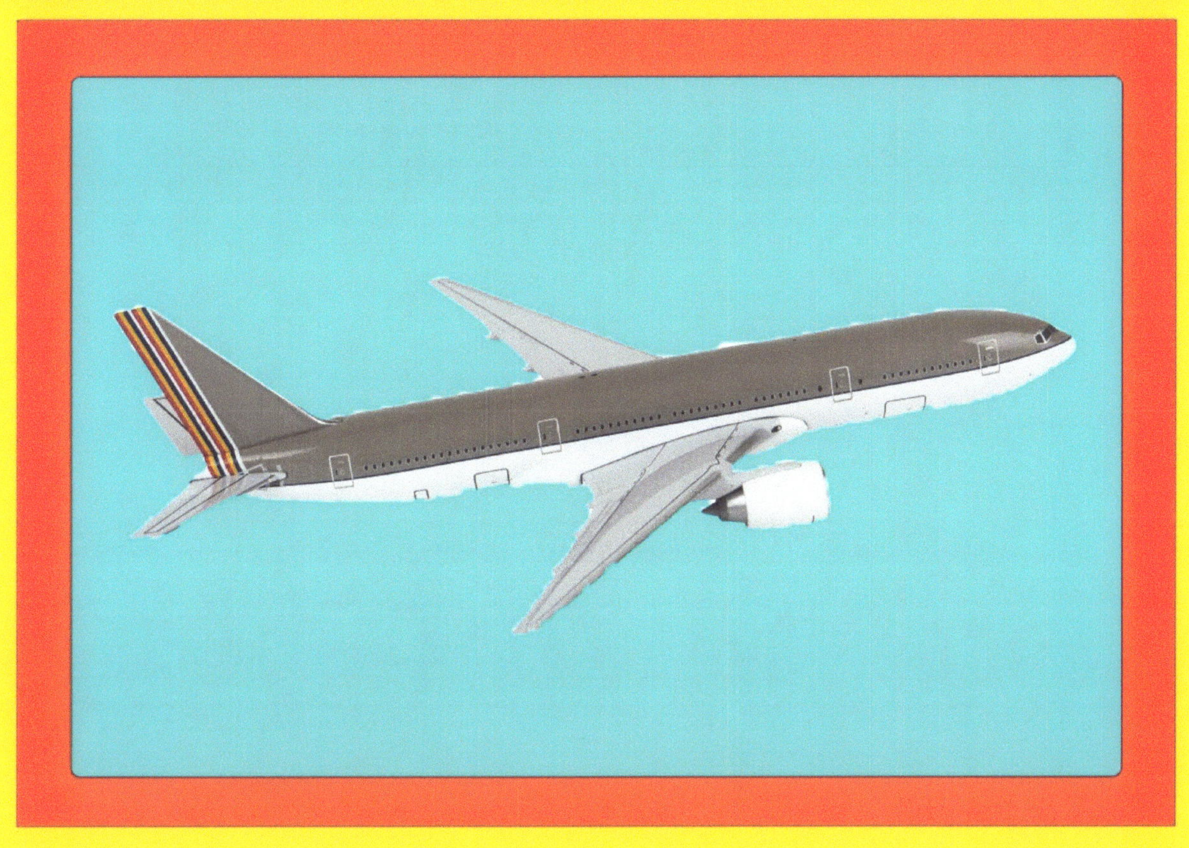

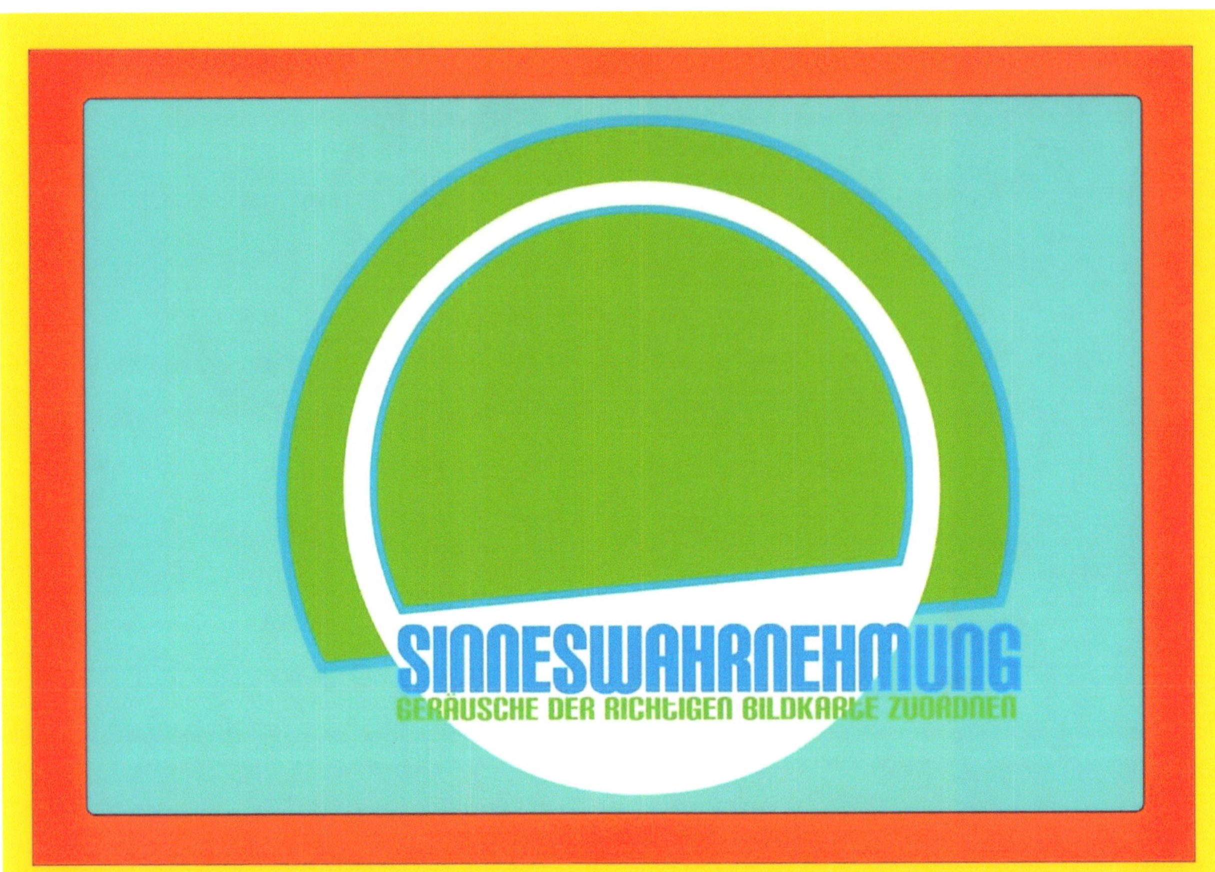
SINNESWAHRNEHMUNG
GERÄUSCHE DER RICHTIGEN BILDKARTE ZUORDNEN

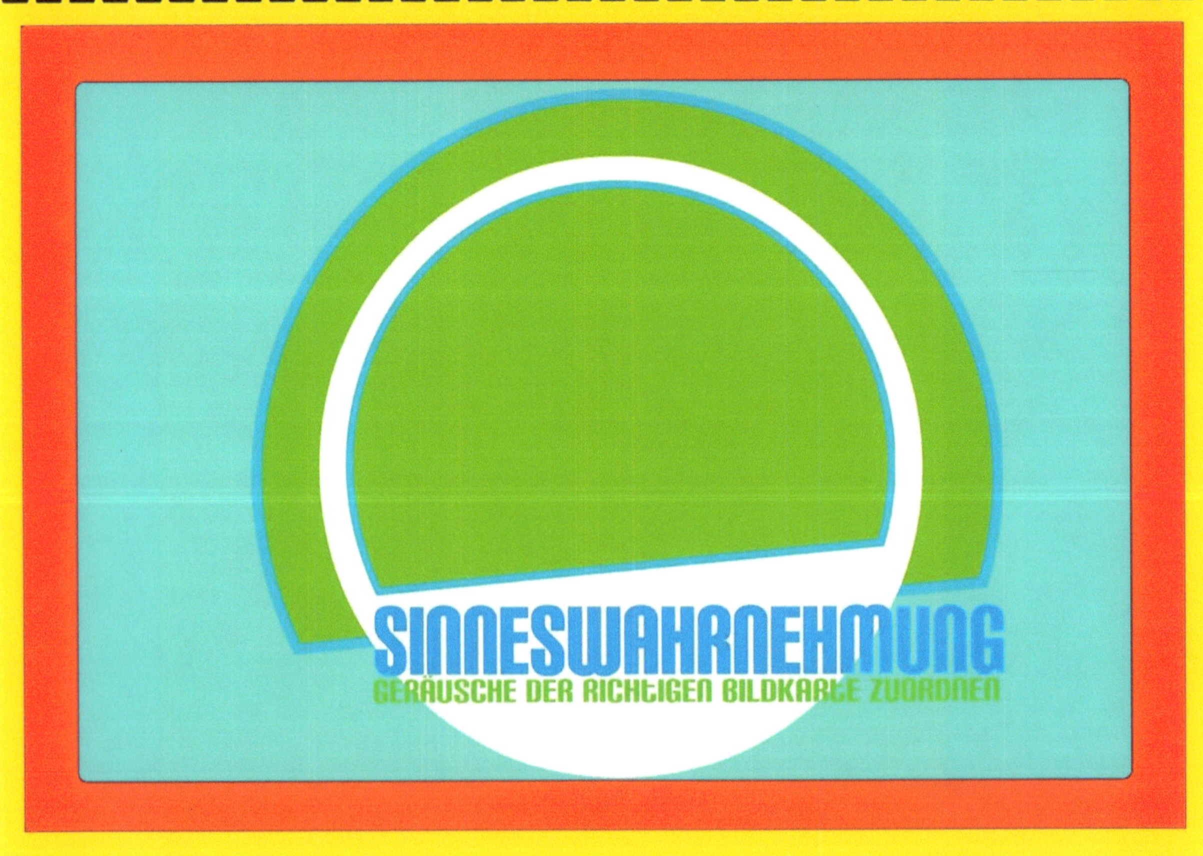
SINNESWAHRNEHMUNG
GERÄUSCHE DER RICHTIGEN BILDKARTE ZUORDNEN

Sinneswahrnehmung

Mit Geräusche MP3 zum Download

Gültig bis zum 11.10.2020

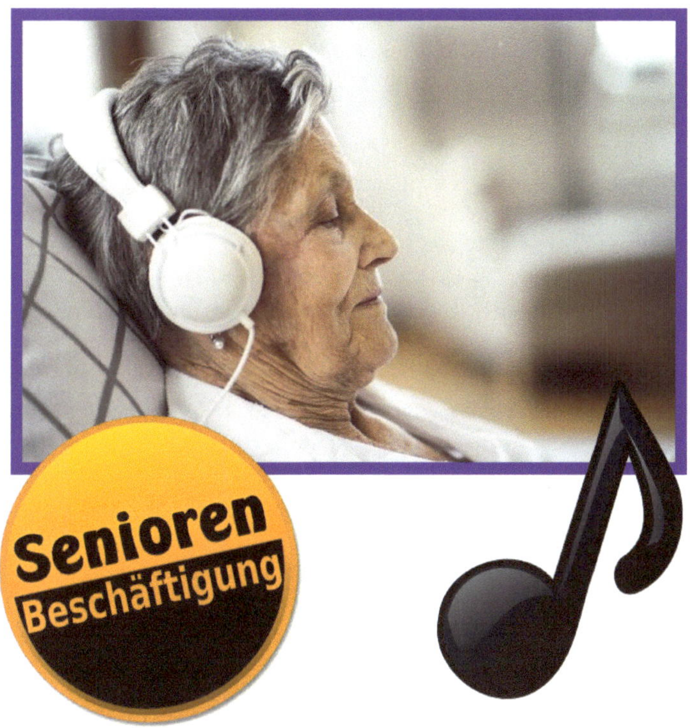

Aktivierung der auditiven und visuellen Wahrnehmung von Senioren

In dieser geselligen und unterhaltsamen Sinneswahrnehmungs-Trainingseinheit für Menschen mit und ohne eingeschränkte Alltagskompetenz geht es darum, die Geräusche der richtigen Bildkarte zuzuordnen. Die Teilnehmer müssen also genau zuhören, das Geräusch analysieren und erkennen sowie danach dieses ausgewertete Geräusch einer bestimmten Bildkarte, die vor ihnen auf dem Tisch liegt, zuordnen.

Und dies auch noch möglichst schnell – nämlich bevor das nächste Geräusch ertönt (nach ca. 30 bis 60 Sekunden) Sobald ein neues Geräusch ertönt, muss die Suche nach der passenden Bildkarte eingestellt werden – und eine neue Suche, zum neuen Geräusch, beginnt.

Vorbereitung/wichtige Käuferinformation:

Schneiden Sie bitte alle Bildkarten aus diesem Heft aus (Bitte an der gestrichelten Linie entlang ausschneiden.) und laminieren Sie jede Karte mit einem Laminiergerät. Zur Umsetzung benötigen Sie, außer diesem Heft mit Bildkarten, noch zwingend die

Sie finden uns im Internet unter

www.AktivierungsCoach.de

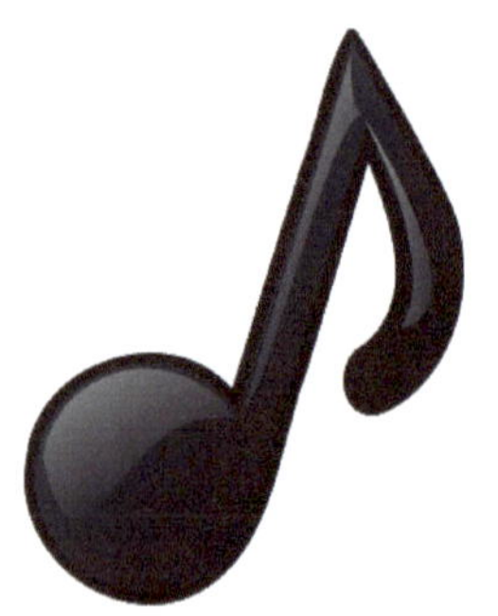

Aktivierungscoach-MP3-Geräusche-CD oder MP3-Datei „Sinneswahrnehmung". Diese Datei ist als Download bis um 11.10.2020 erhältlich. Verwenden Sie dazu bitte den Link auf Seite 33.

Spielanleitung:

Erklären Sie Ihren Bewohnern bitte den Ablauf vor Spielbeginn mit Ihren eigenen Worten. Vergewissern Sie sich vorab, dass Ihr Abspielgerät das MP3-Format auch wirklich unterstützt. Mischen Sie nun die laminierten Bildkarten aus dem Bildkartenheft und legen Sie diese anschließend mit der Bildseite nach oben auf den Spieltisch, sodass sämtliche Bilder von allen Anwesenden gut gesehen werden können und die Bildkarten auch leicht zu erreichen sind.
Jetzt starten Sie bitte die MP3-Datei. Die auditive und visuelle Aktivierung kann beginnen.

PS: Nicht zu allen Karten gibt es ein Geräusch, deshalb ist es normal, dass am Ende des Spieles noch einige Karten auf dem Tisch liegen.

Quellenangabe Buch:
Autor: Denis Geier, Buchcover Foto auf Vorderseite „Frau": aletia © Can Stock Photo, Buchcover Foto auf Vorderseite „Katze": Lifeonwhite © envato.com, Buchcover Foto auf Vorderseite „Telefonapparat": perutskyy © envato.com, Buchcover Foto auf Vorderseite „Wecker": YVdavyd© en-vato.com, Buchcover Foto auf der Rückseite: Phovoir © envato.com, Foto Seite 1: halfpoint © envato.com , Foto Seite 3 oben:PetlinDmitry © envato.com, Foto Seite 3 unten: pioneer111 © envato.com Foto Seite 5 oben: therongexperiment © pixabay.com, Foto Seite 5 unten: kostiuchenko © envato.com, Foto Seite 7 oben: sergeyskleznev © envato.com, Foto Seite 7 unten: Ha4ipuri © envato.com, Foto Seite 9 oben: chones © envato.com, Foto Seite 9 unten: icefront© envato.com, Foto Seite 11 oben: Photographyfirm © Can Stock Photo, Foto Seite 11 unten: Stramyk © envato.com, Foto Seite 13 oben: SeDmi © envato.com, Foto Seite 13 unten: eriklam © envato.com, Foto Seite 15 oben: SeDmi © envato.com, Foto Seite 15 unten: gvictoria © Can Stock Photo, Foto Seite 17 oben: Lifeonwhite © envato.com, Foto Seite 17 unten: Lifeonwhite © envato.com,Foto Seite 19 oben: trekandshoot © Can Stock Photo, Foto Seite 19 unten: Emanuele Ravecca Photographer © envato.com, Foto Seite 21 oben:Lifeonwhite © envato.com, Foto Seite 21 unten: Lifeonwhite © envato.com, Foto Seite 23 oben: ozaiachin© envato.com, Foto Seite 23 unten: sergeyskleznev © envato.com, Foto Seite 25 oben:EwaStudio © envato.com, Foto Seite 25 unten: maxxyustas © envato.com, Foto Seite 27 oben: Lifeonwhite © envato.com, Foto Seite 27 unten:macondoso © envato.com, Foto Seite 29 oben:cynoclub © envato.com, Foto Seite 29 unten:gresei© envato.com, Foto Seite 31 oben:chones © envato.com, Foto Seite 31 unten: ivankmit © envato.com.

Quellenangabe MP3-Datei:
Frogs Ambience: urbazon © envato.com, Mid Mass Gong: FxProSound© envato.com, Airplane Takeoff: WistanSound© envato.com, Church Bell: FxProSound © envato.com, Clock Ticking: SoundJay © envato.com, Rotary Phone Dialing: SoundJay © envato.com, Referee Whistle: WistanSound© envato.com, Helicopter Flyover: applehillstudios © envato.com, Bike Bell Ring: Ghetty © envato.com, Bike Pedalling on Street Loop: FxProSound© envato.com, Hair Dryer: lokohighman © envato.com, Dog Barking: WistanSound© envato.com, LW Radio Tuning: MountainAudio © envato.com, Bicycle Pump SFX Pack: StormwaveAudio © envato.com, Cow: WistanSound© envato.com, Elephant Classic Trumpet: HollywoodEdge© envato.com, Film Projector Reel: SchwartzSound © envato.com, Sewing Machine At Slow And Fast Speeds: Sound-Ideas © envato.com, Goat Bleats: LDj_Audio © envato.com, Birds: SoundJay © envato.com, Toilet Flush: HollywoodEdge © envato.com, Typewriter: SoundJay© envato.com, Rooster Crowing: applehillstudios © envato.com, Wolf Pack Howling: WistanSound© envato.com, Kettle Boils: Sound-Ideas © envato.com, Duck Quacks: HollywoodEdge © envato.com, Inspirational Corporat Commercial: PhilLarson©envato.com.

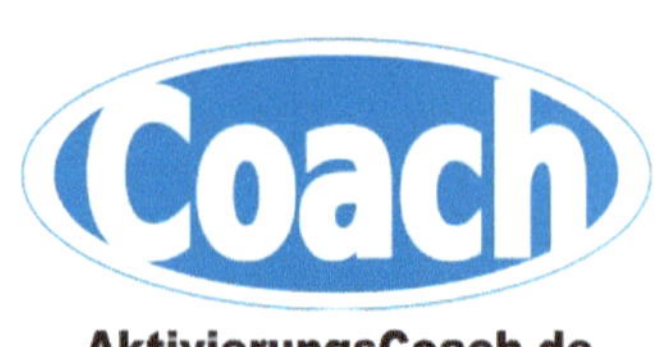

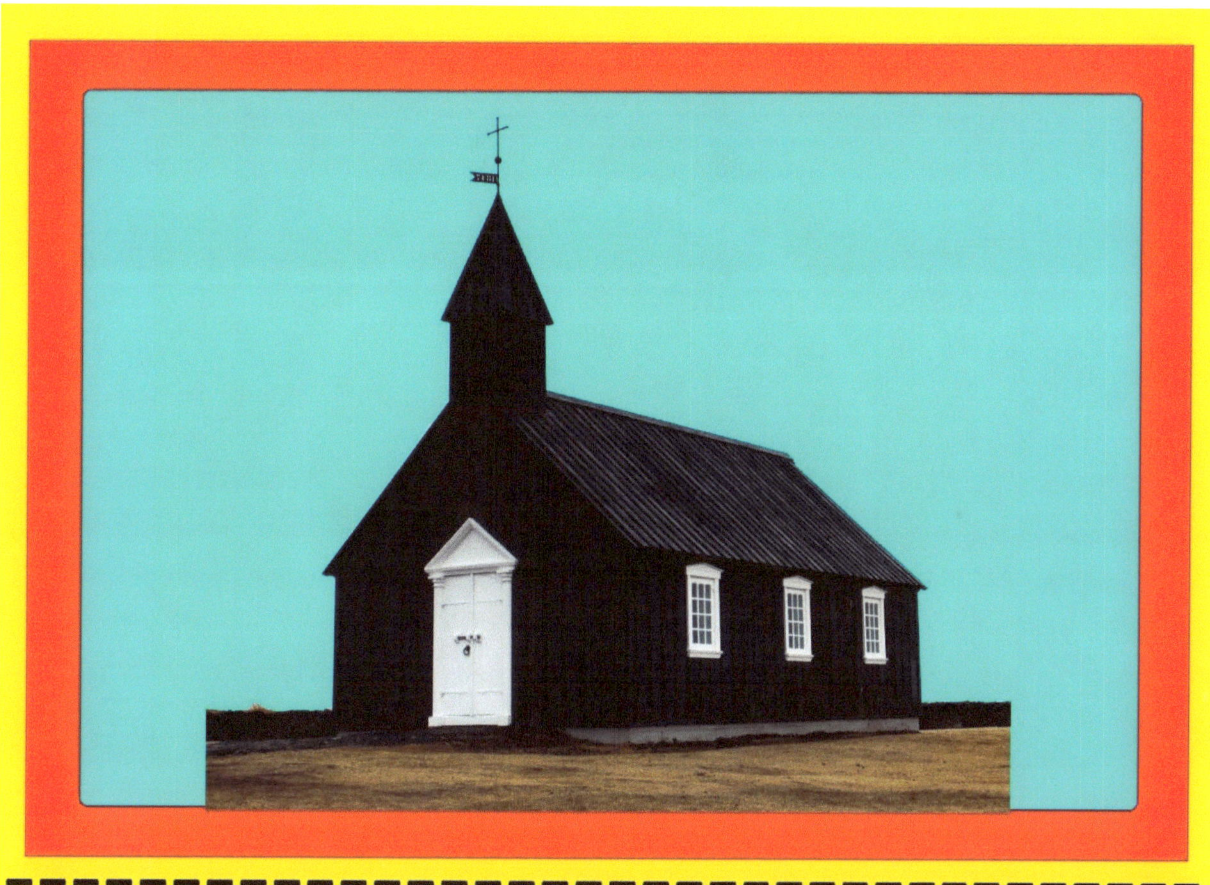

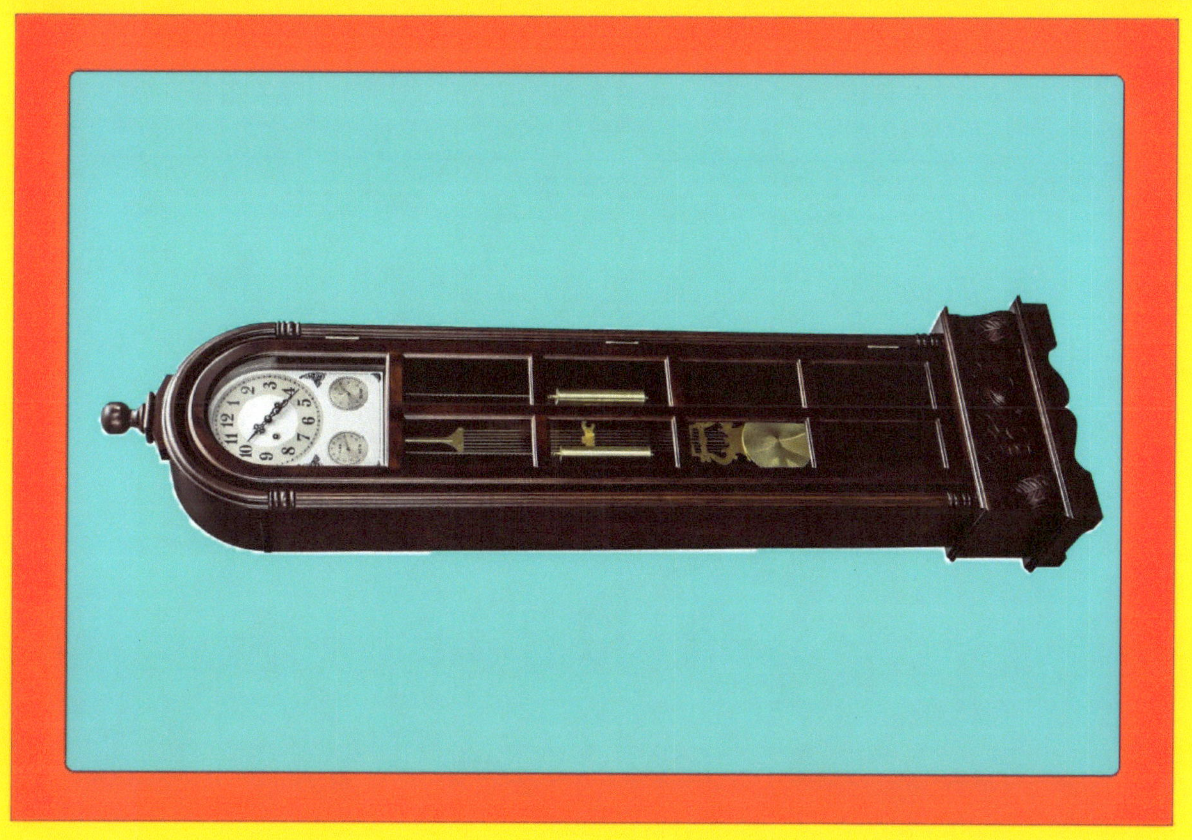

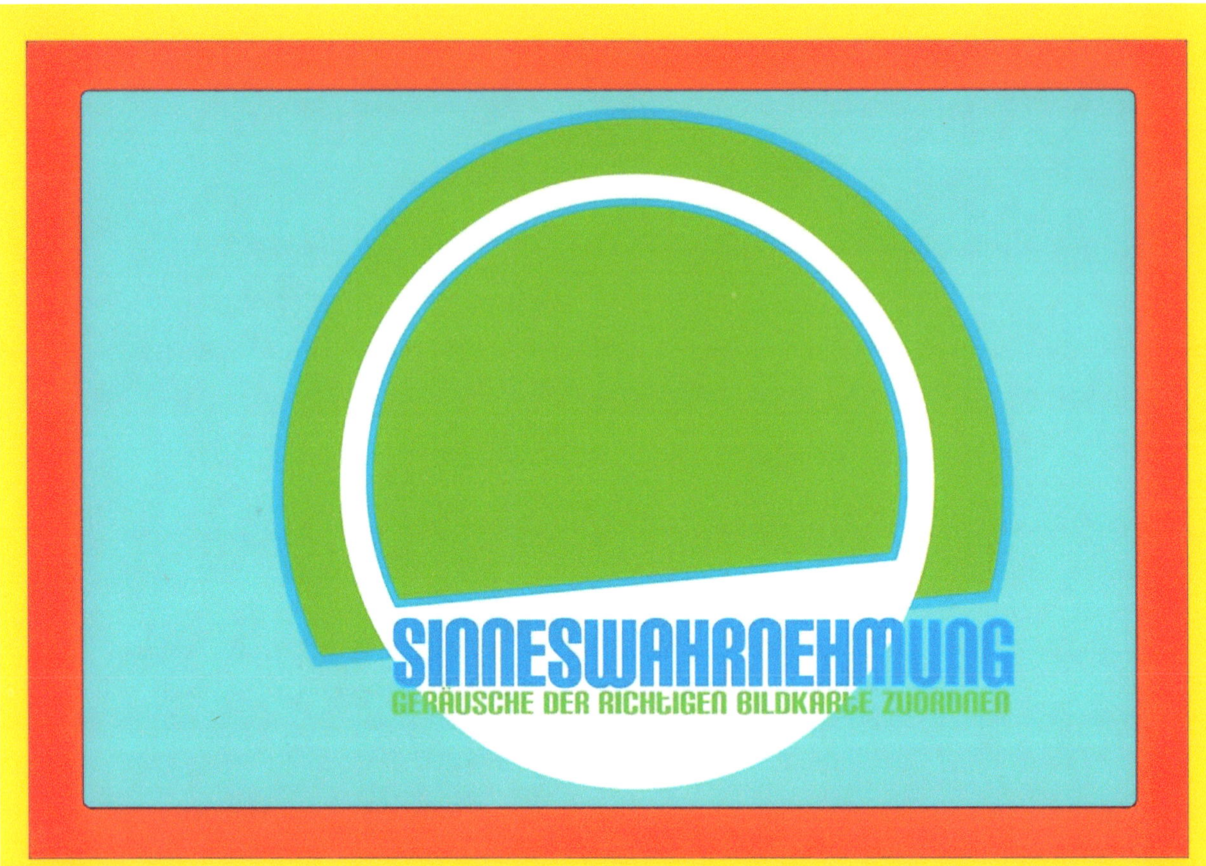

SINNESWAHRNEHMUNG
GERÄUSCHE DER RICHTIGEN BILDKARTE ZUORDNEN

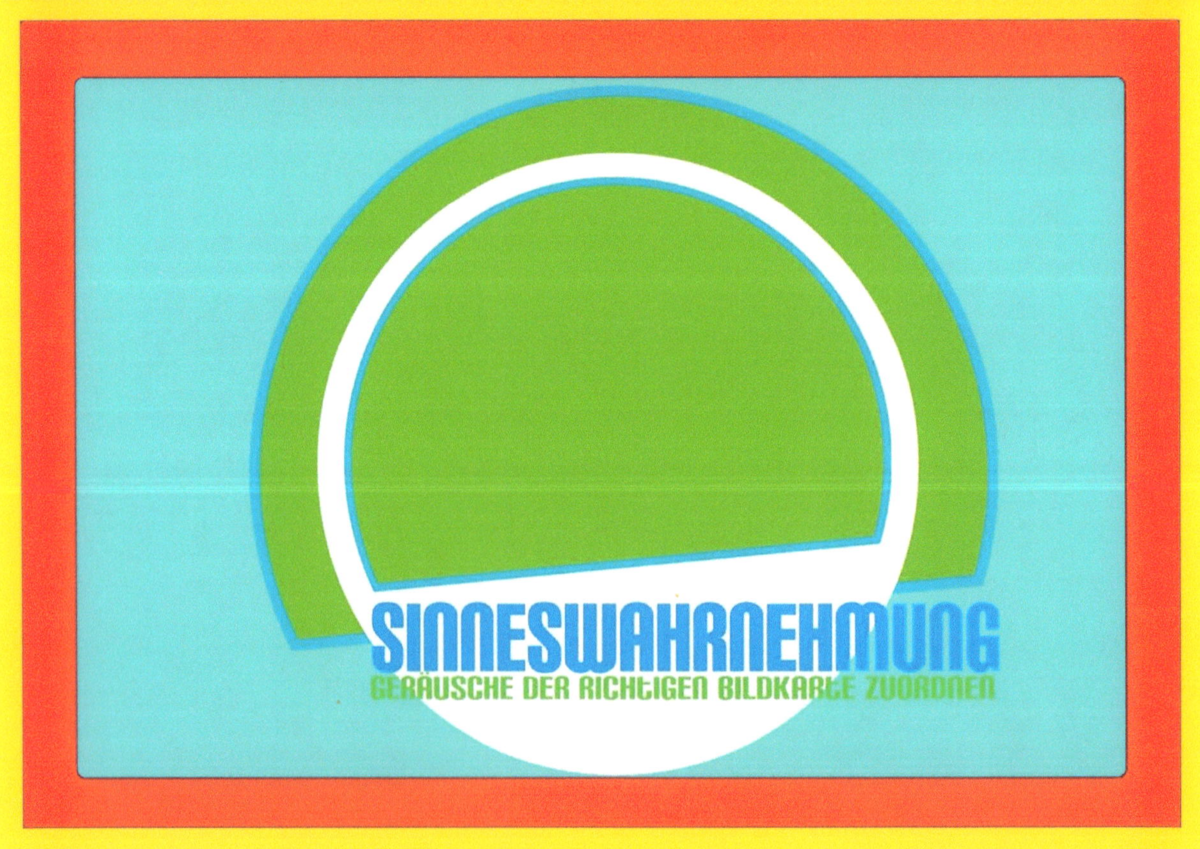

SINNESWAHRNEHMUNG
GERÄUSCHE DER RICHTIGEN BILDKARTE ZUORDNEN

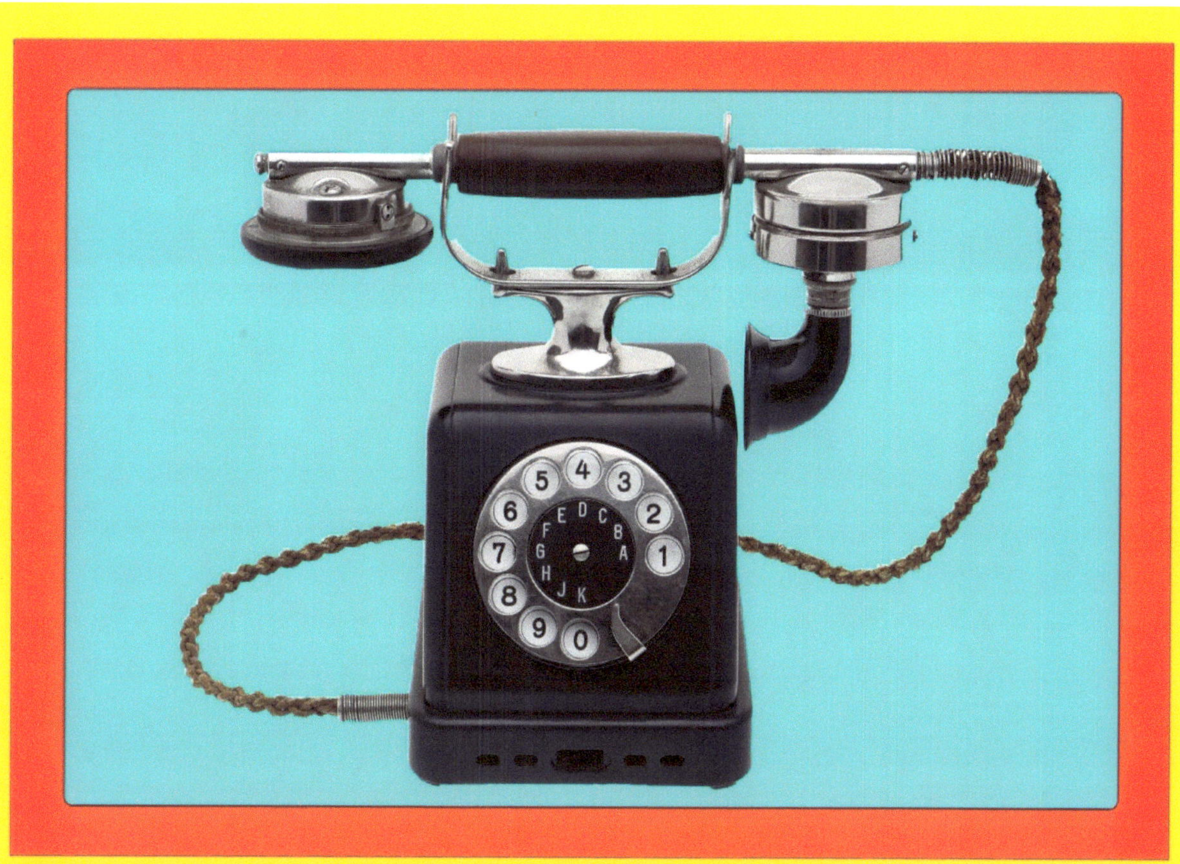

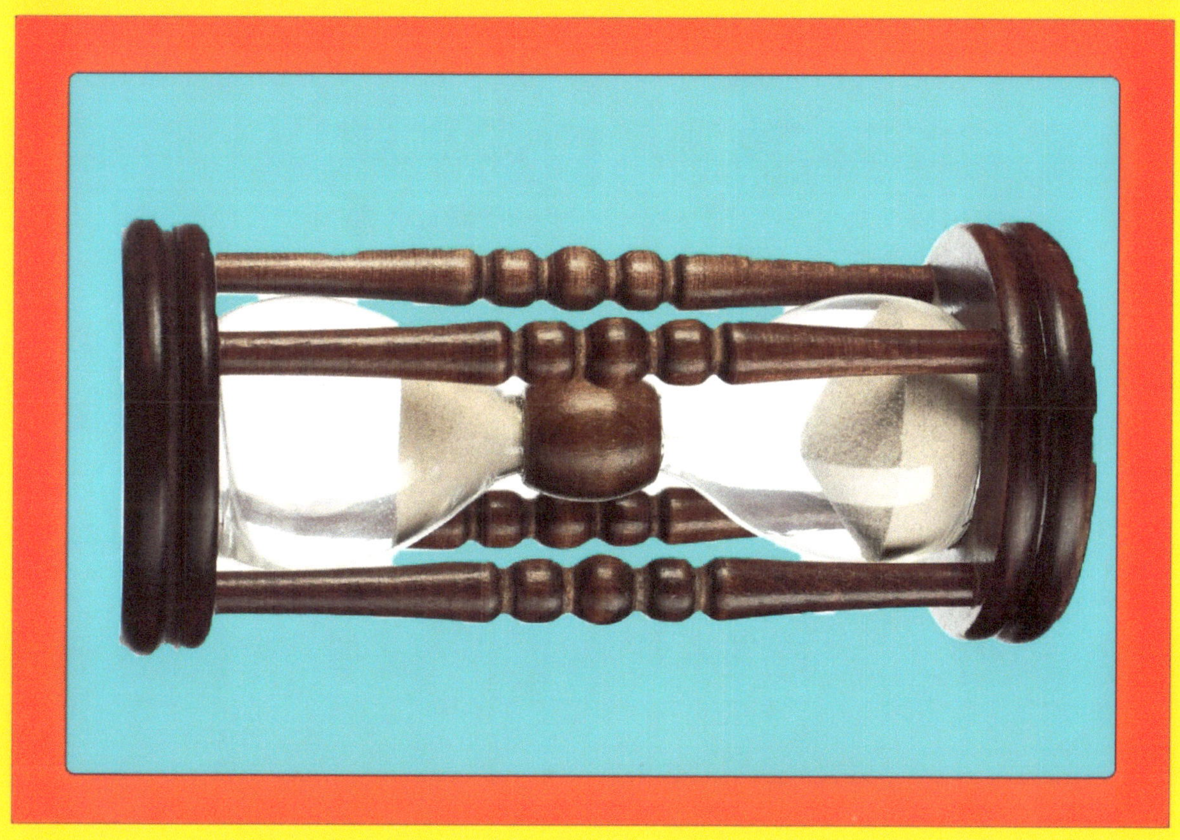

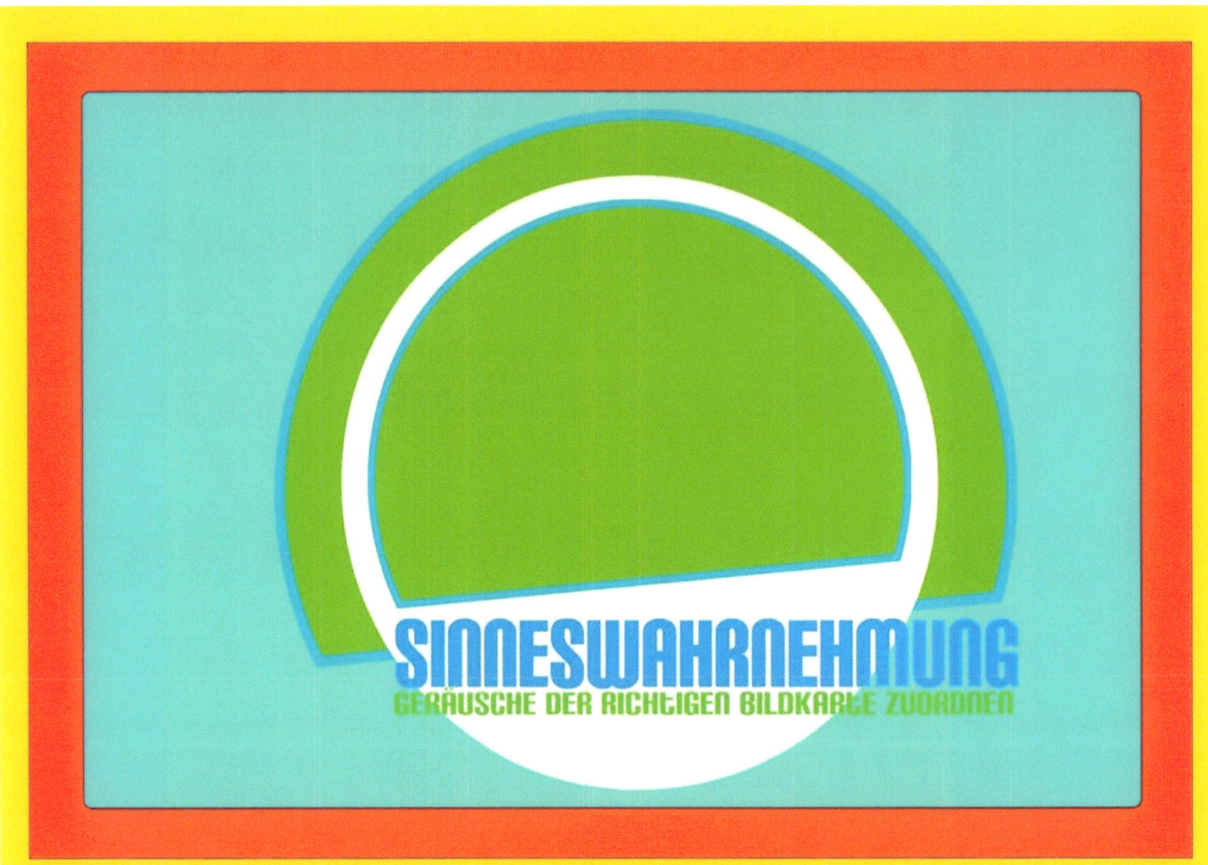
SINNESWAHRNEHMUNG
GERÄUSCHE DER RICHTIGEN BILDKARTE ZUORDNEN

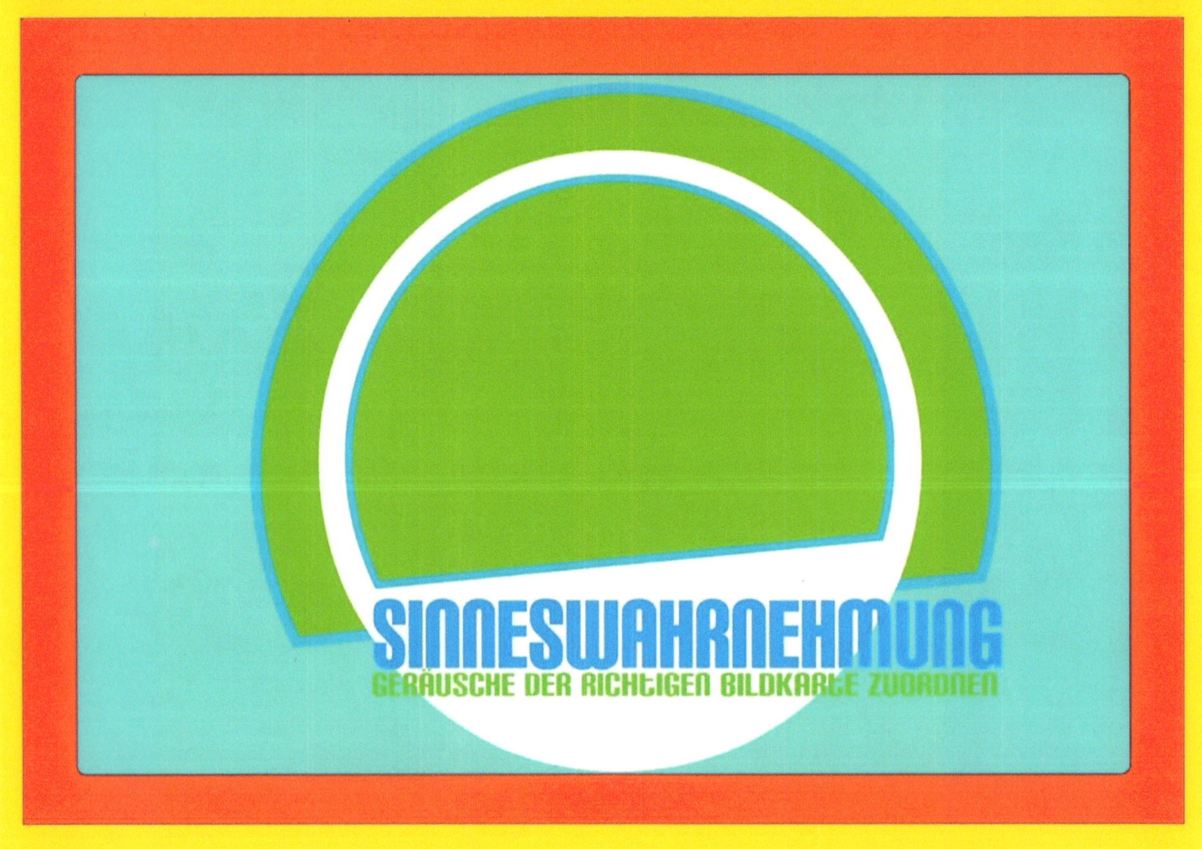
SINNESWAHRNEHMUNG
GERÄUSCHE DER RICHTIGEN BILDKARTE ZUORDNEN

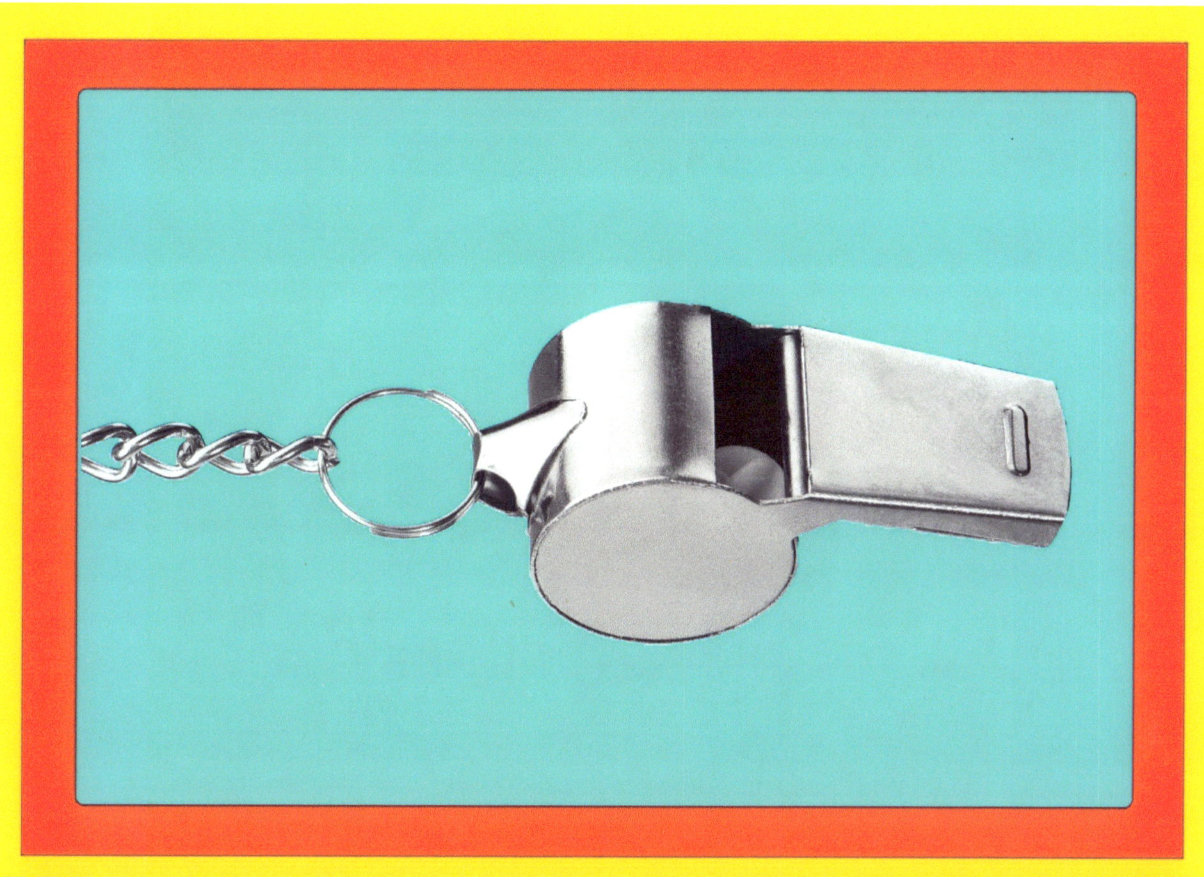

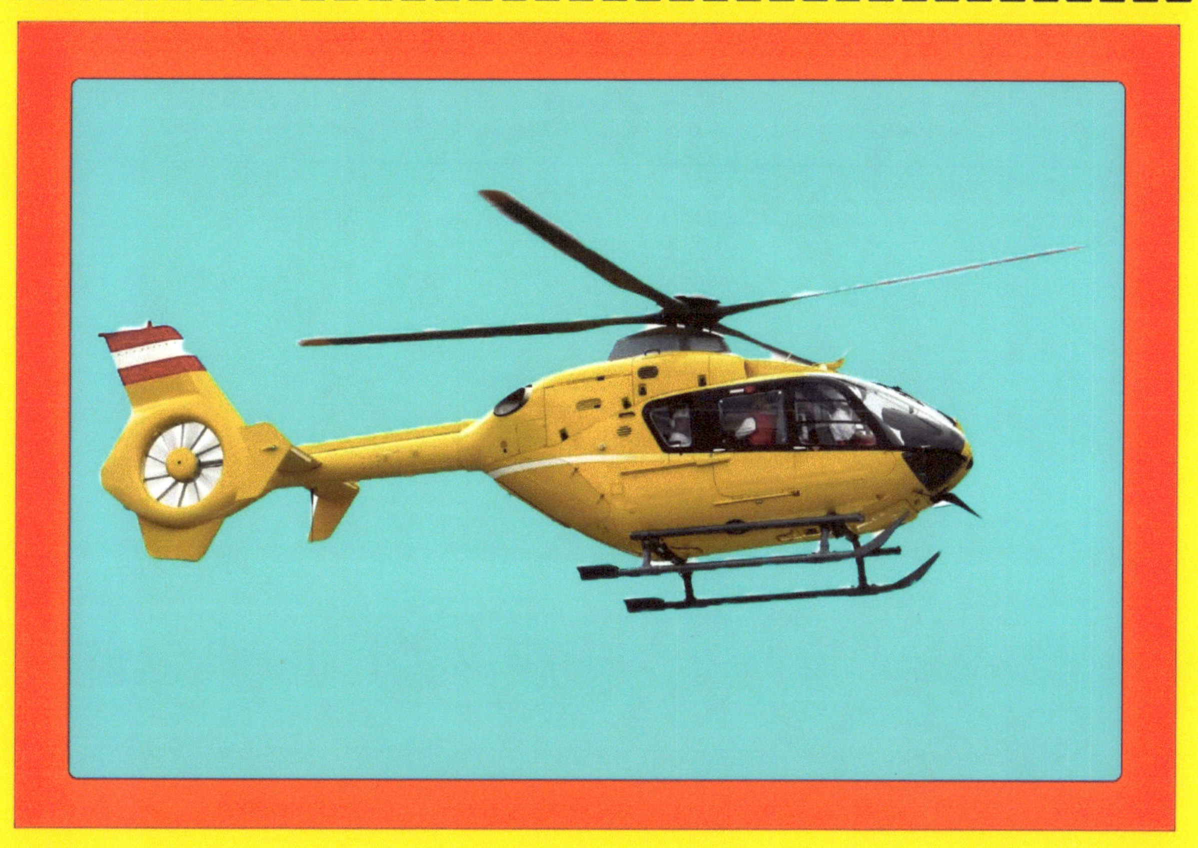

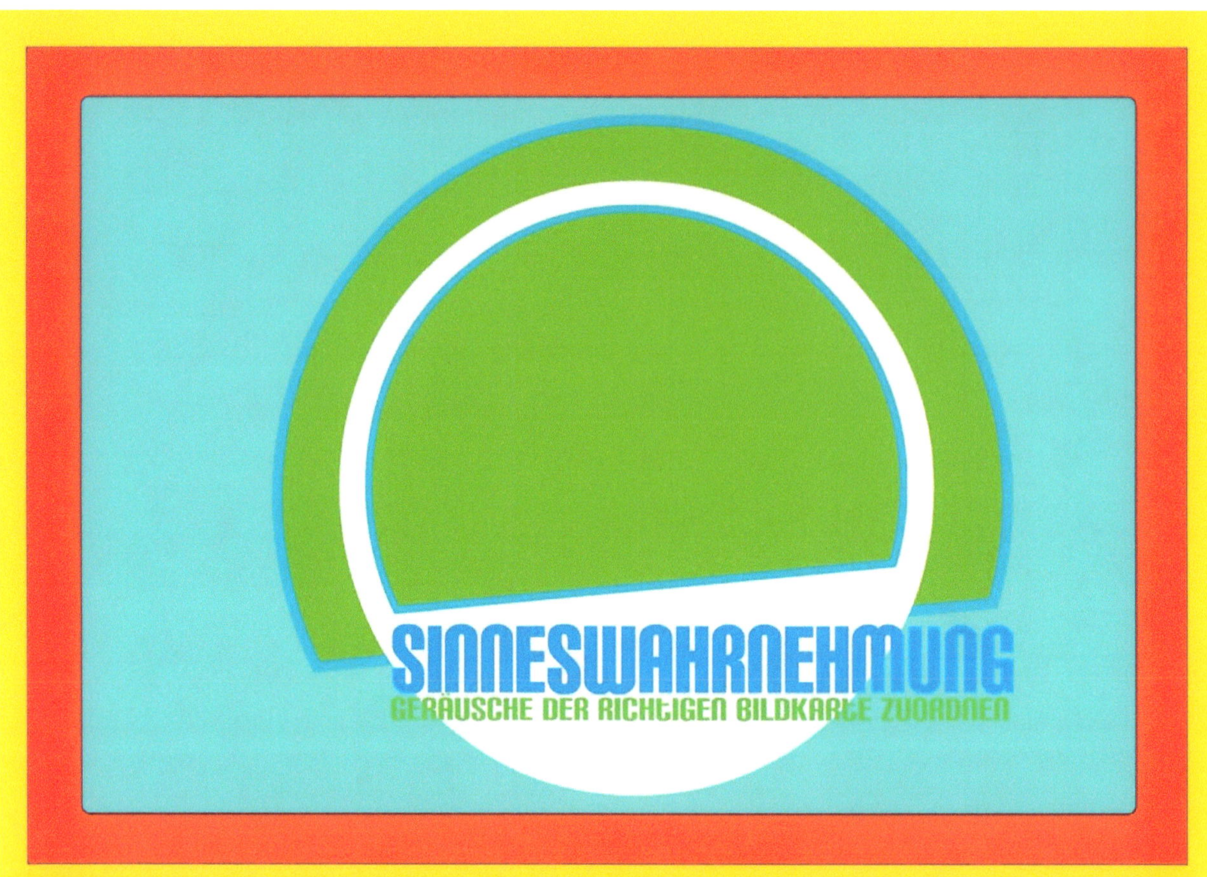
SINNESWAHRNEHMUNG
GERÄUSCHE DER RICHTIGEN BILDKARTE ZUORDNEN

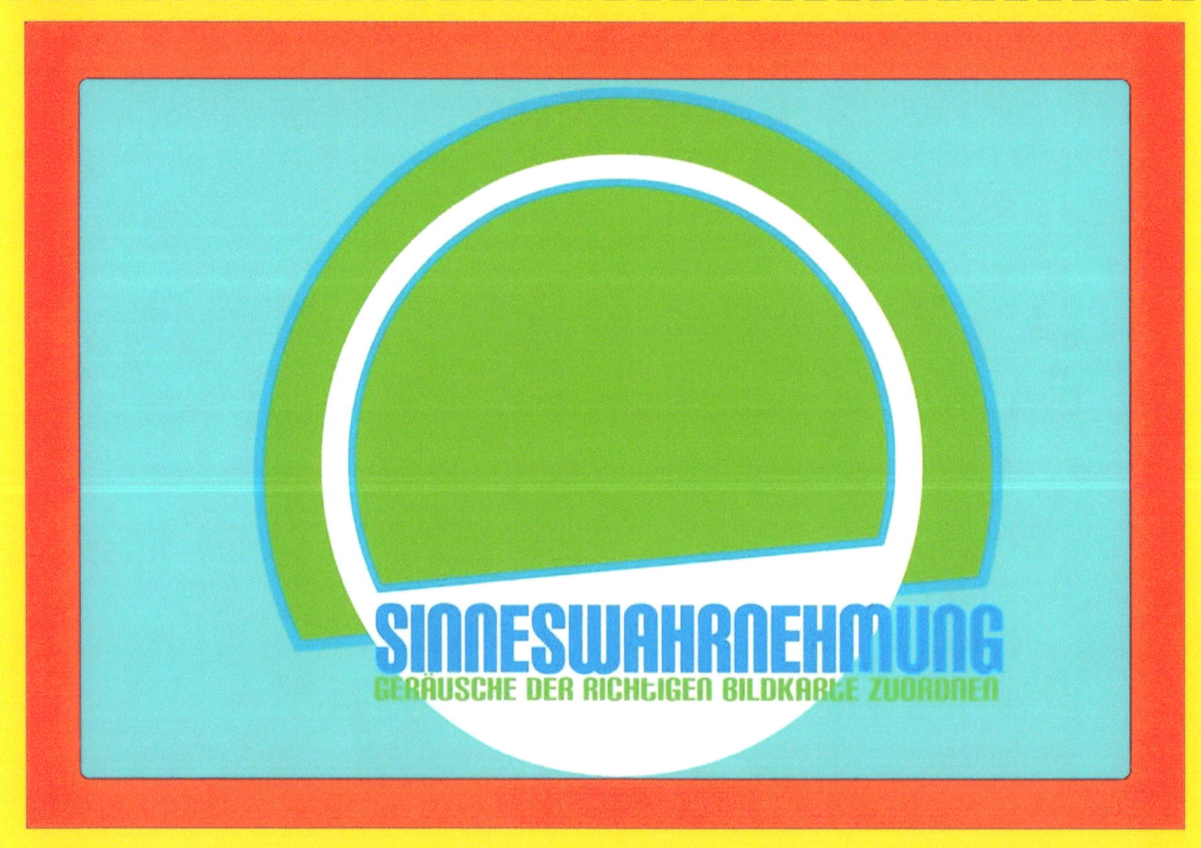
SINNESWAHRNEHMUNG
GERÄUSCHE DER RICHTIGEN BILDKARTE ZUORDNEN

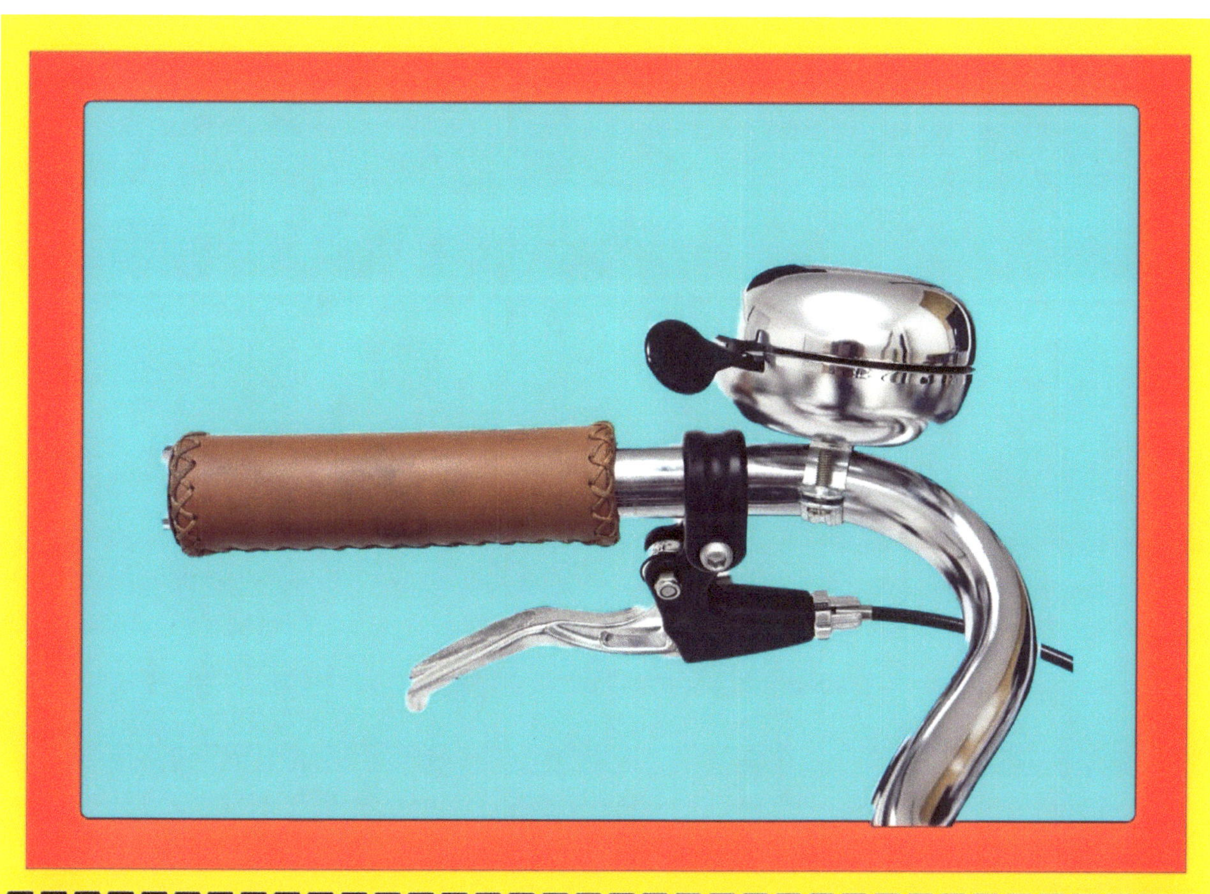

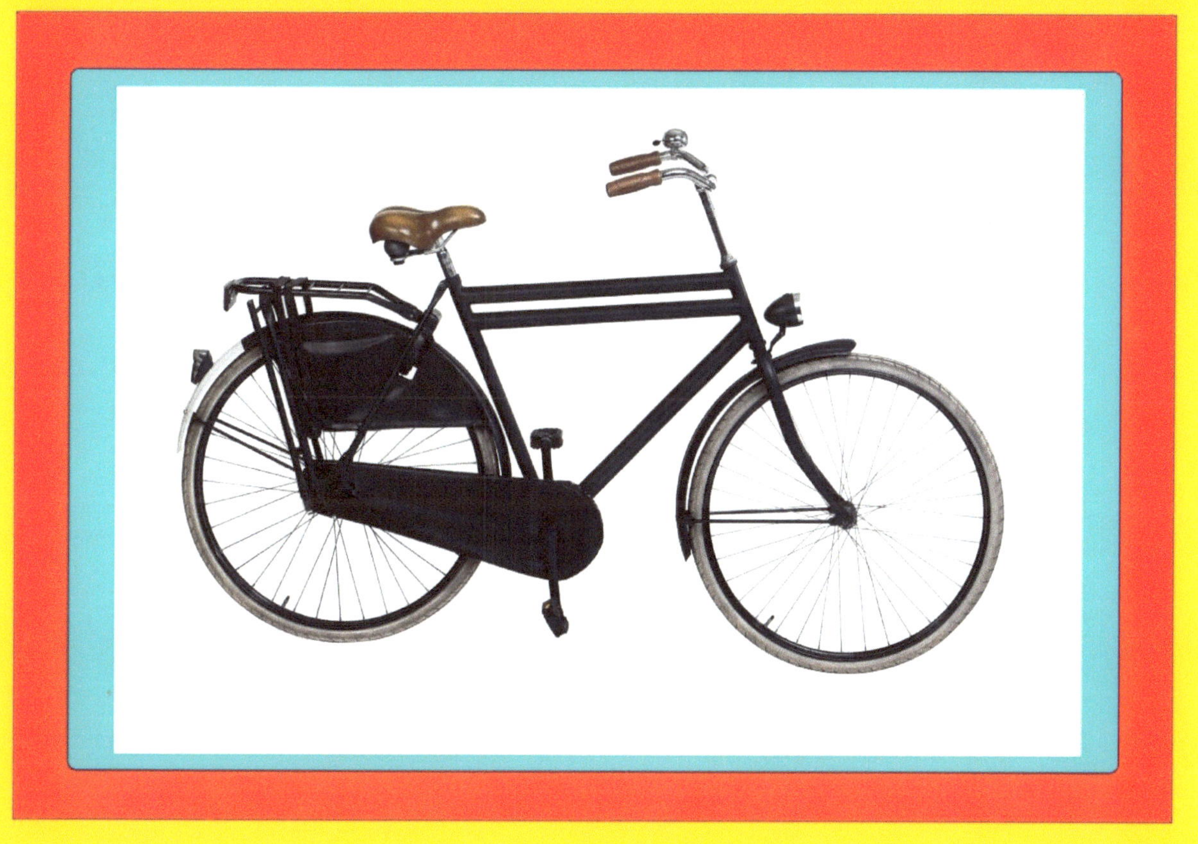

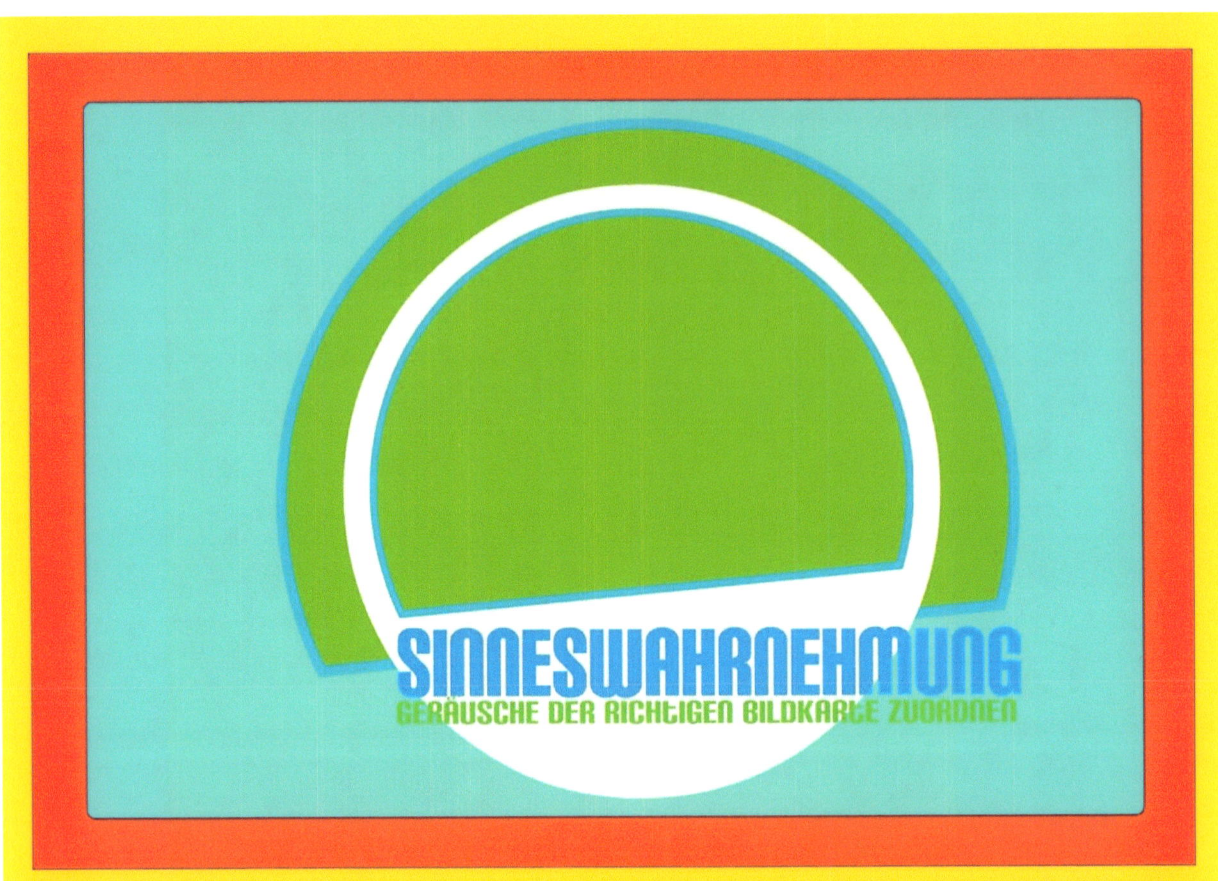

SINNESWAHRNEHMUNG
GERÄUSCHE DER RICHTIGEN BILDKARTE ZUORDNEN

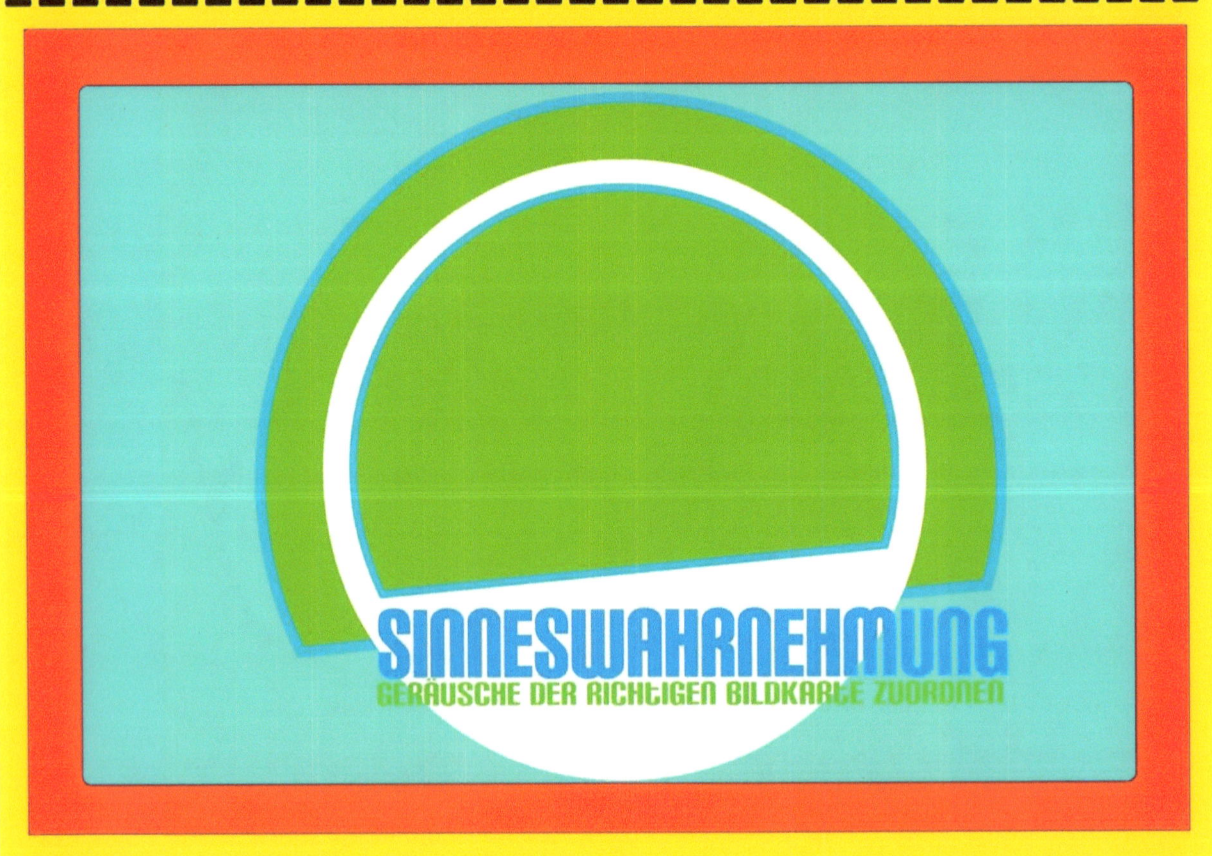

SINNESWAHRNEHMUNG
GERÄUSCHE DER RICHTIGEN BILDKARTE ZUORDNEN

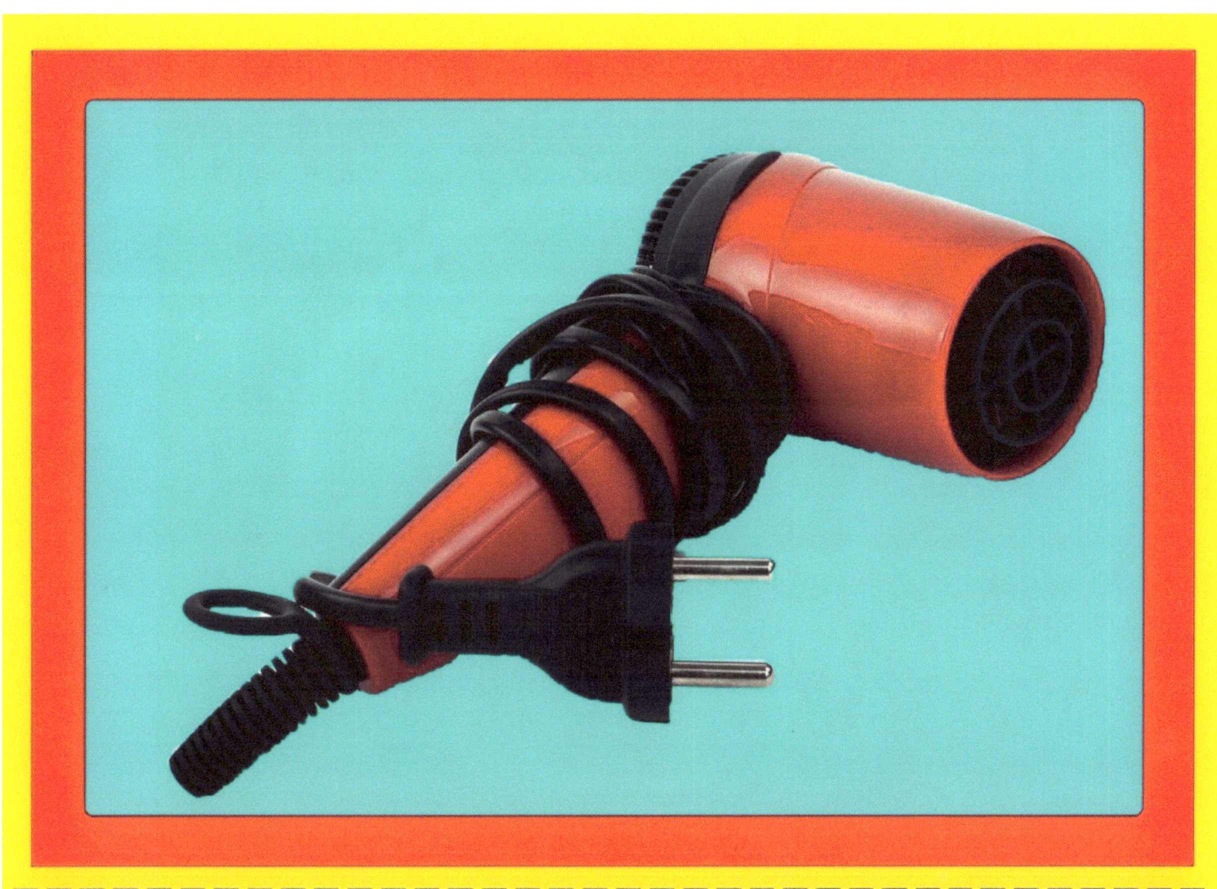

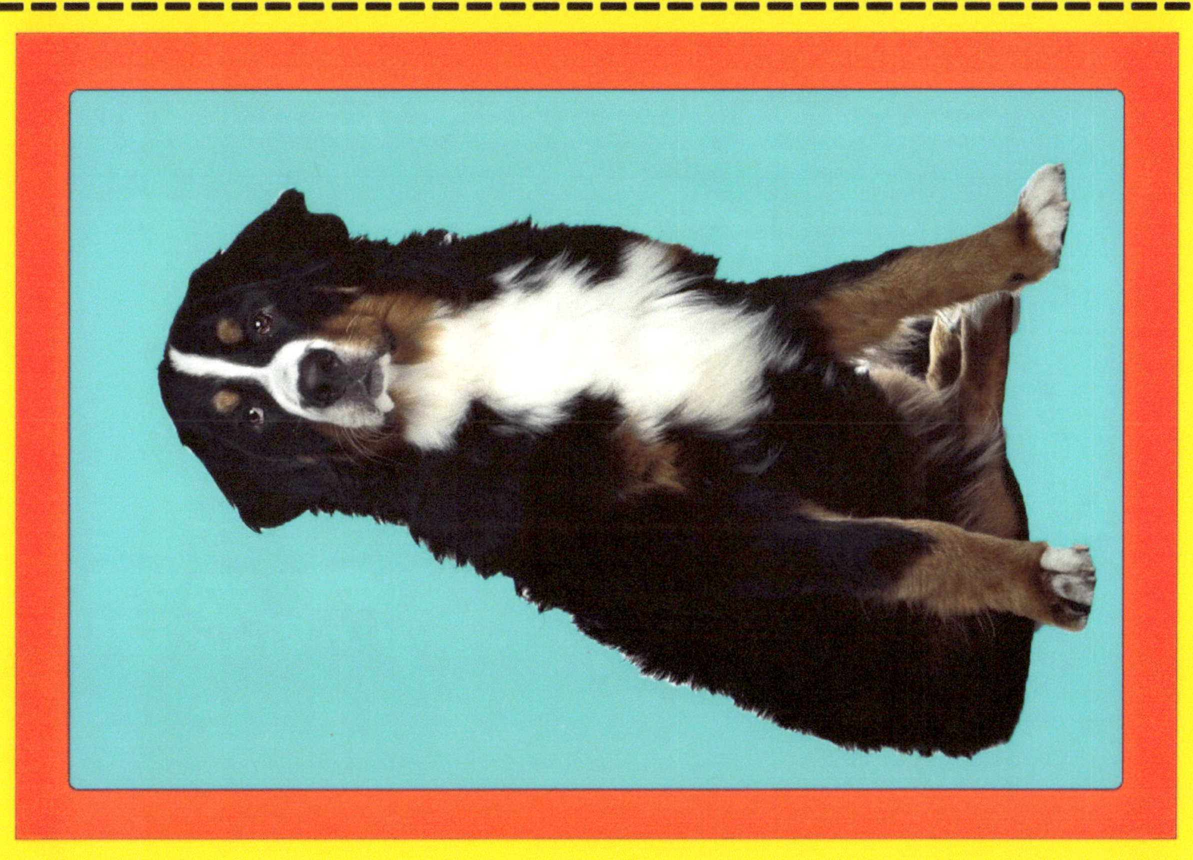

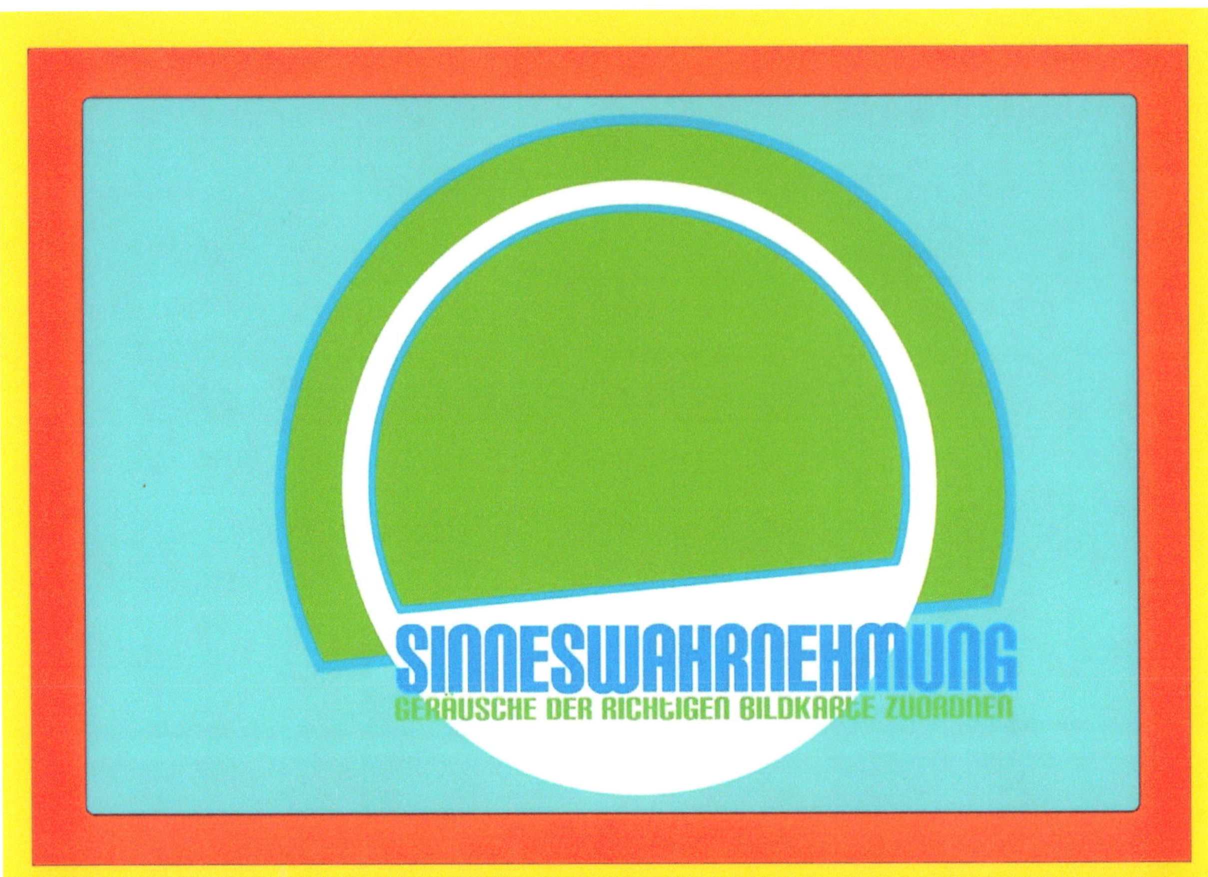

SINNESWAHRNEHMUNG
GERÄUSCHE DER RICHTIGEN BILDKARTE ZUORDNEN

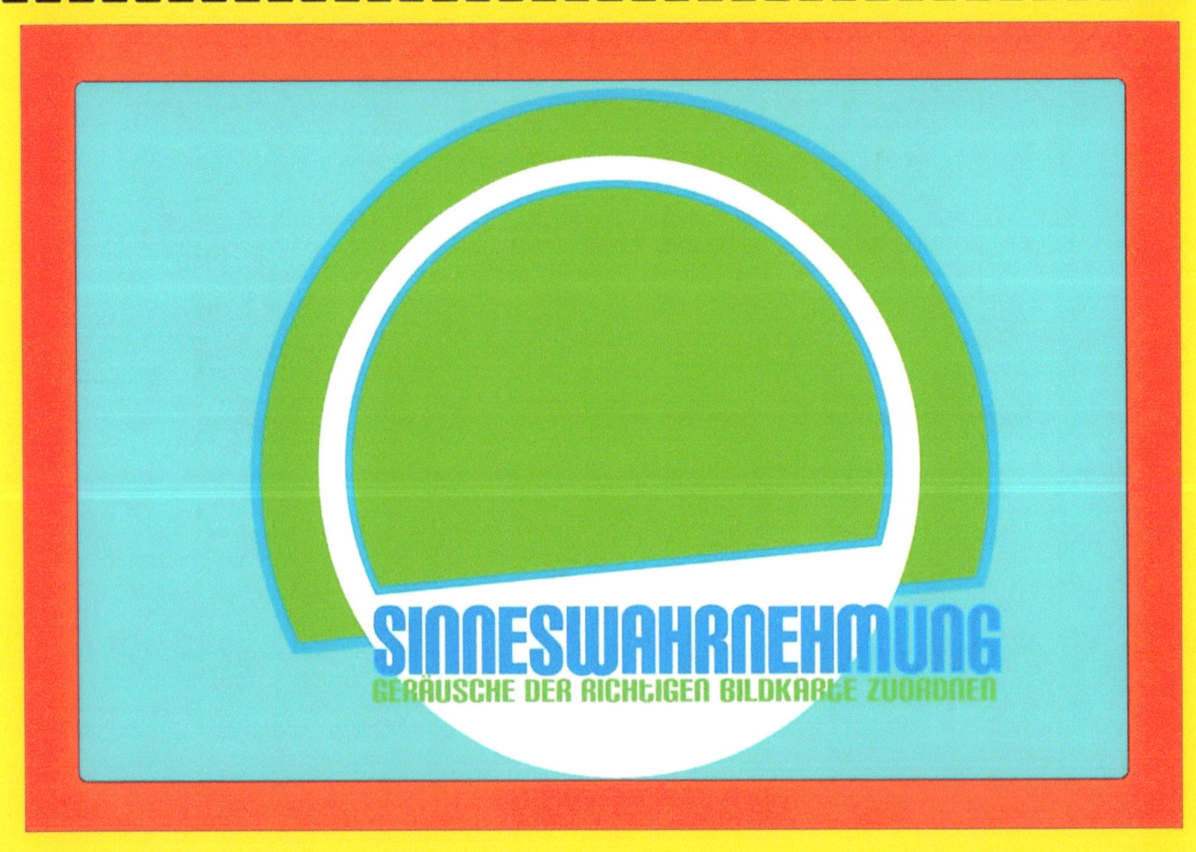

SINNESWAHRNEHMUNG
GERÄUSCHE DER RICHTIGEN BILDKARTE ZUORDNEN

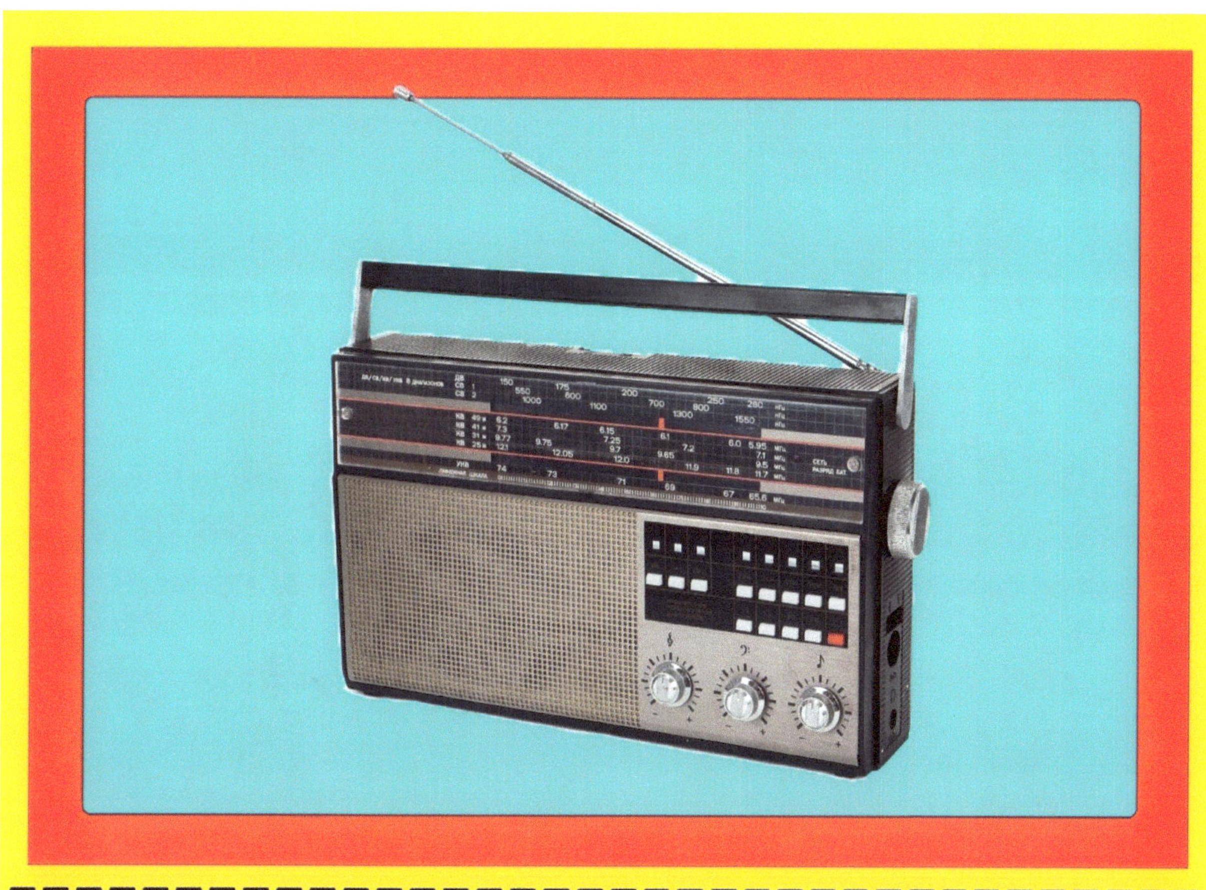

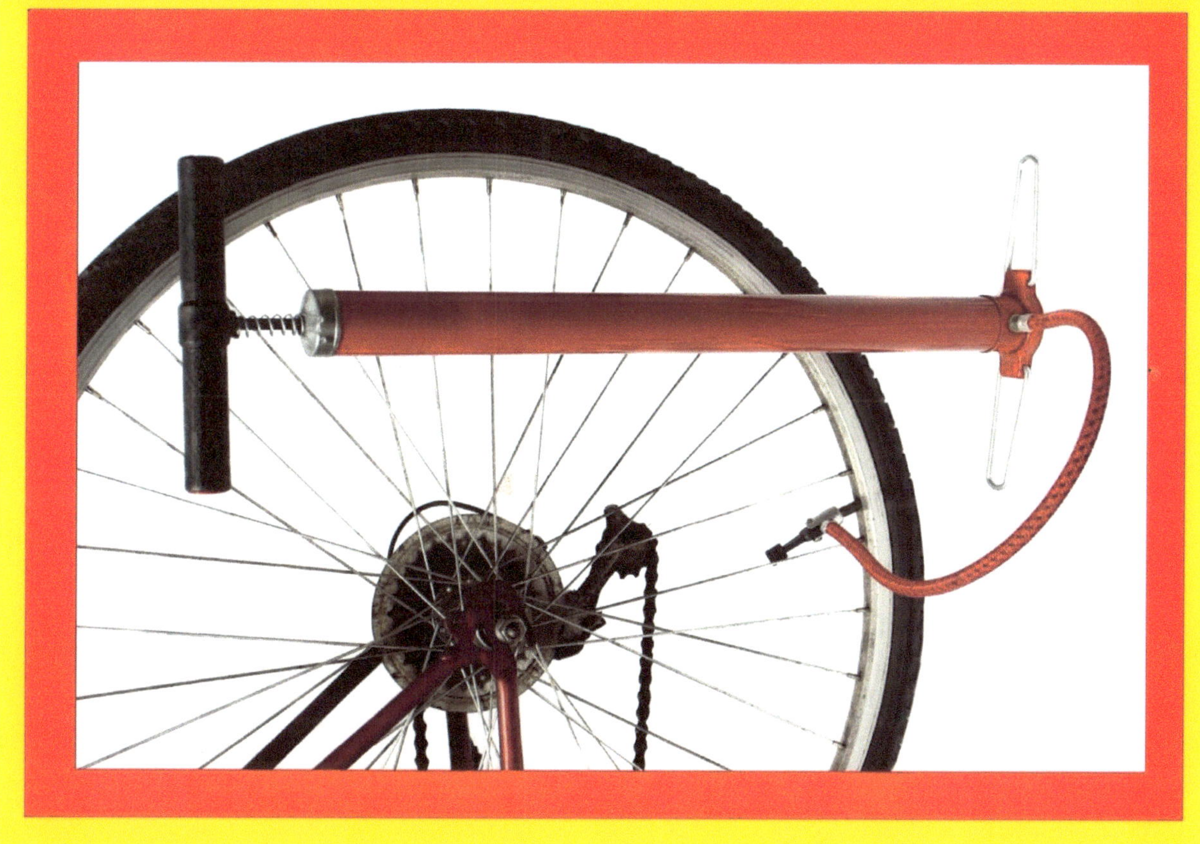

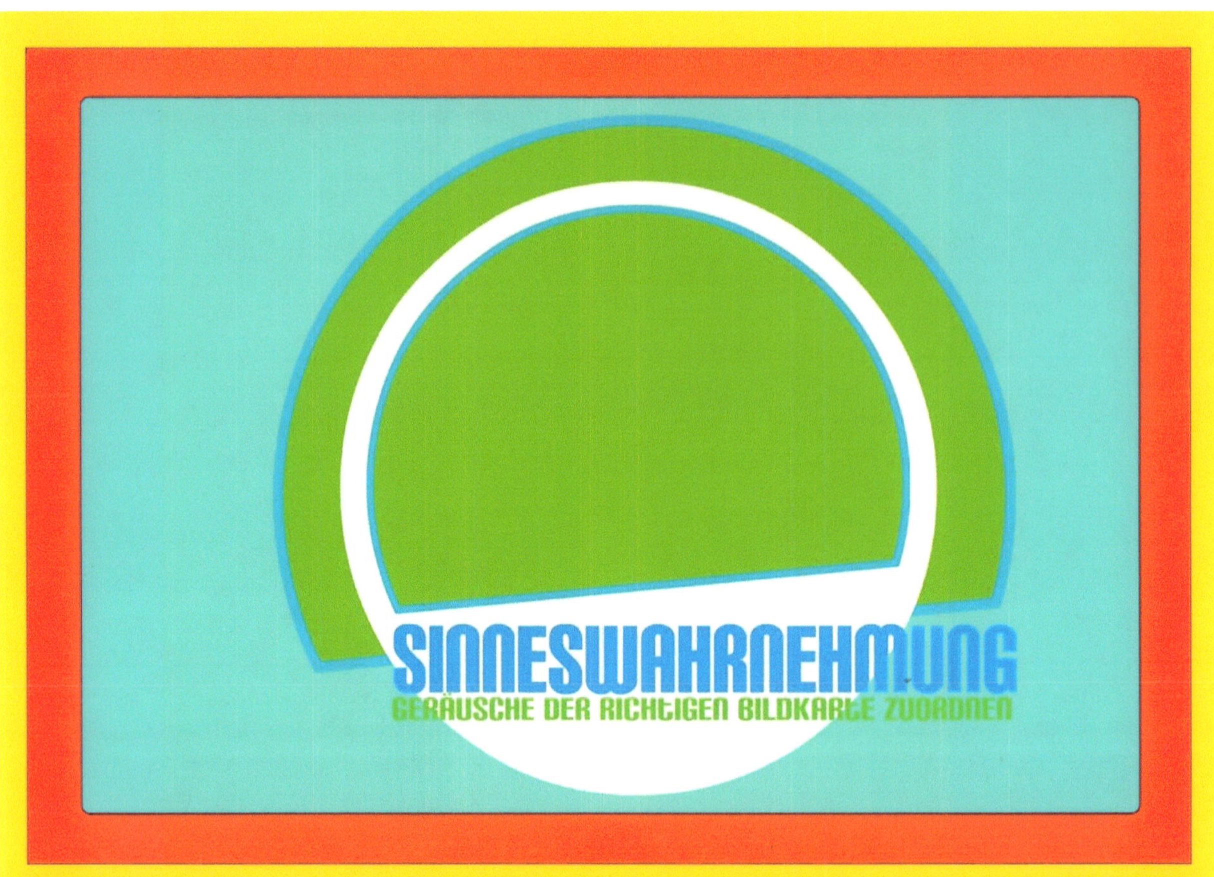

SINNESWAHRNEHMUNG
GERÄUSCHE DER RICHTIGEN BILDKARTE ZUORDNEN

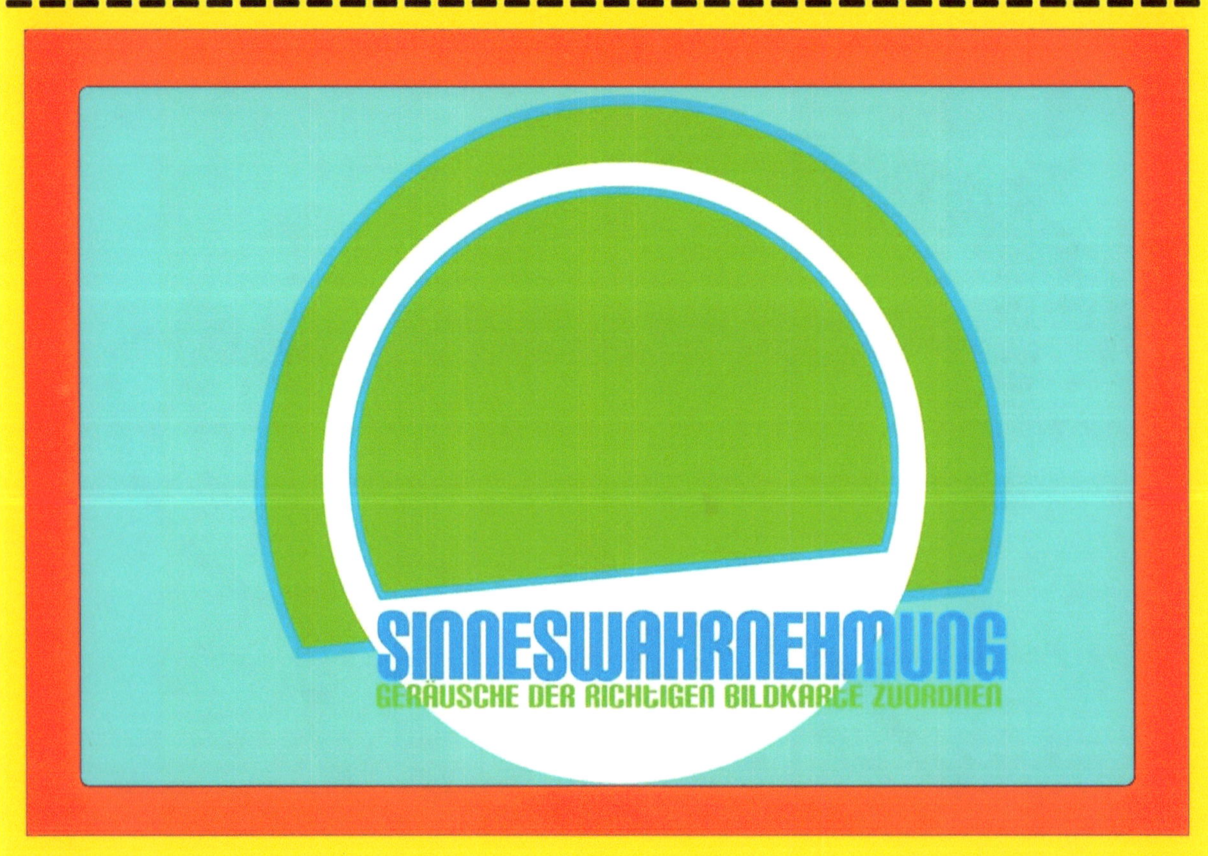

SINNESWAHRNEHMUNG
GERÄUSCHE DER RICHTIGEN BILDKARTE ZUORDNEN

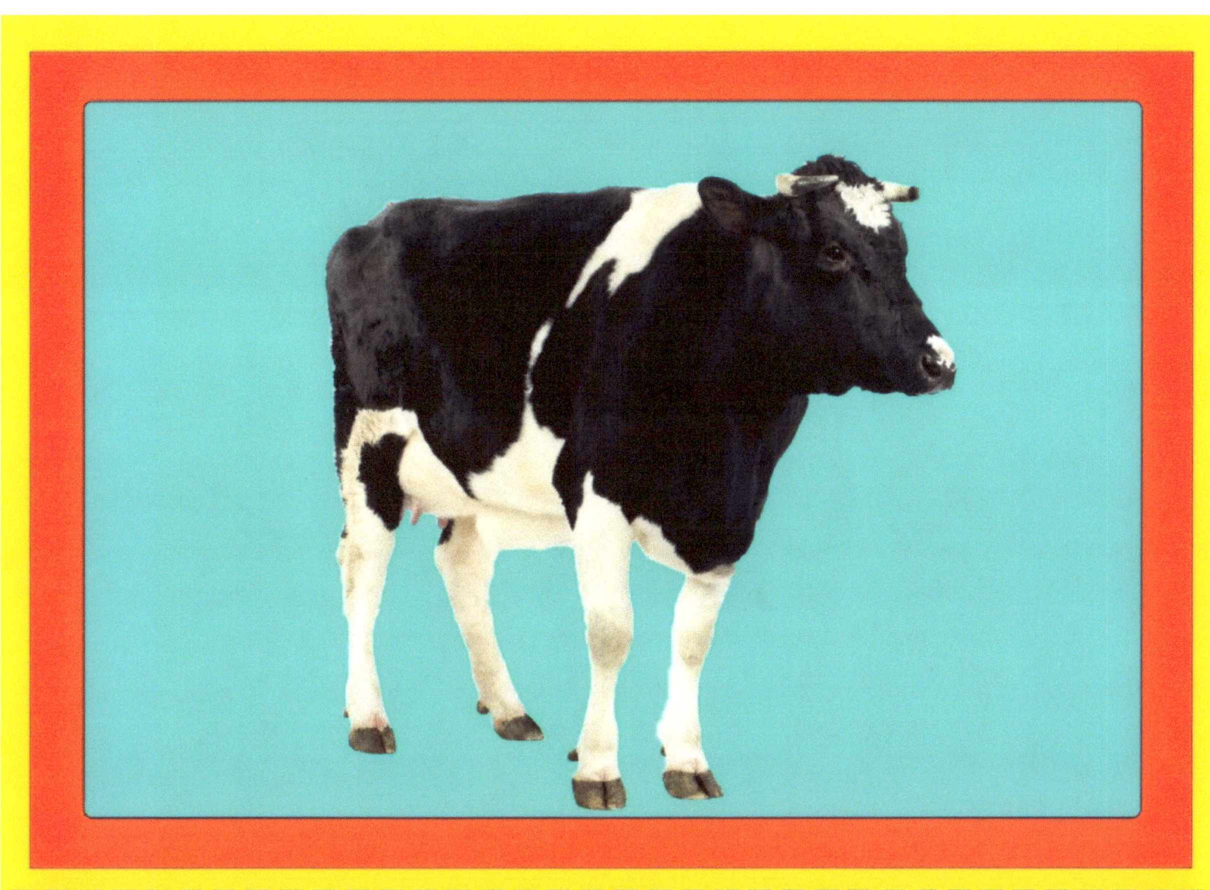

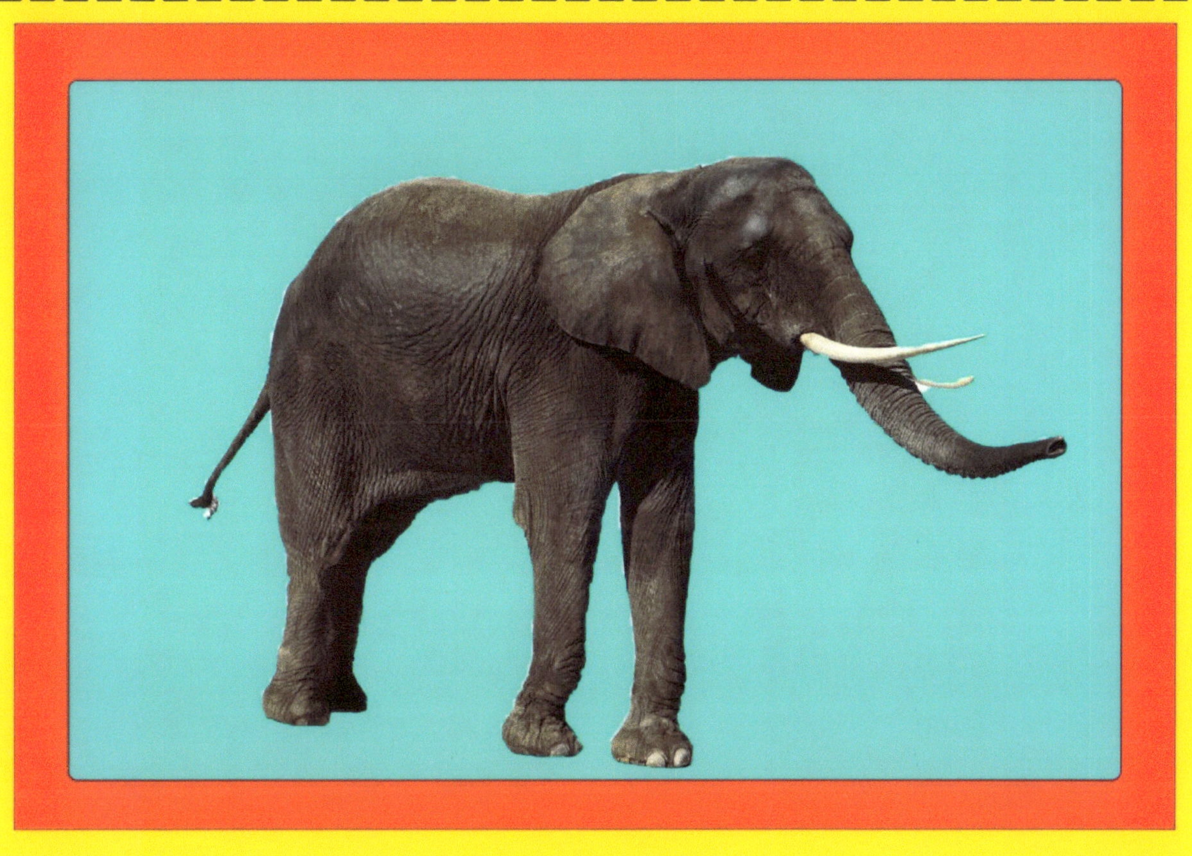

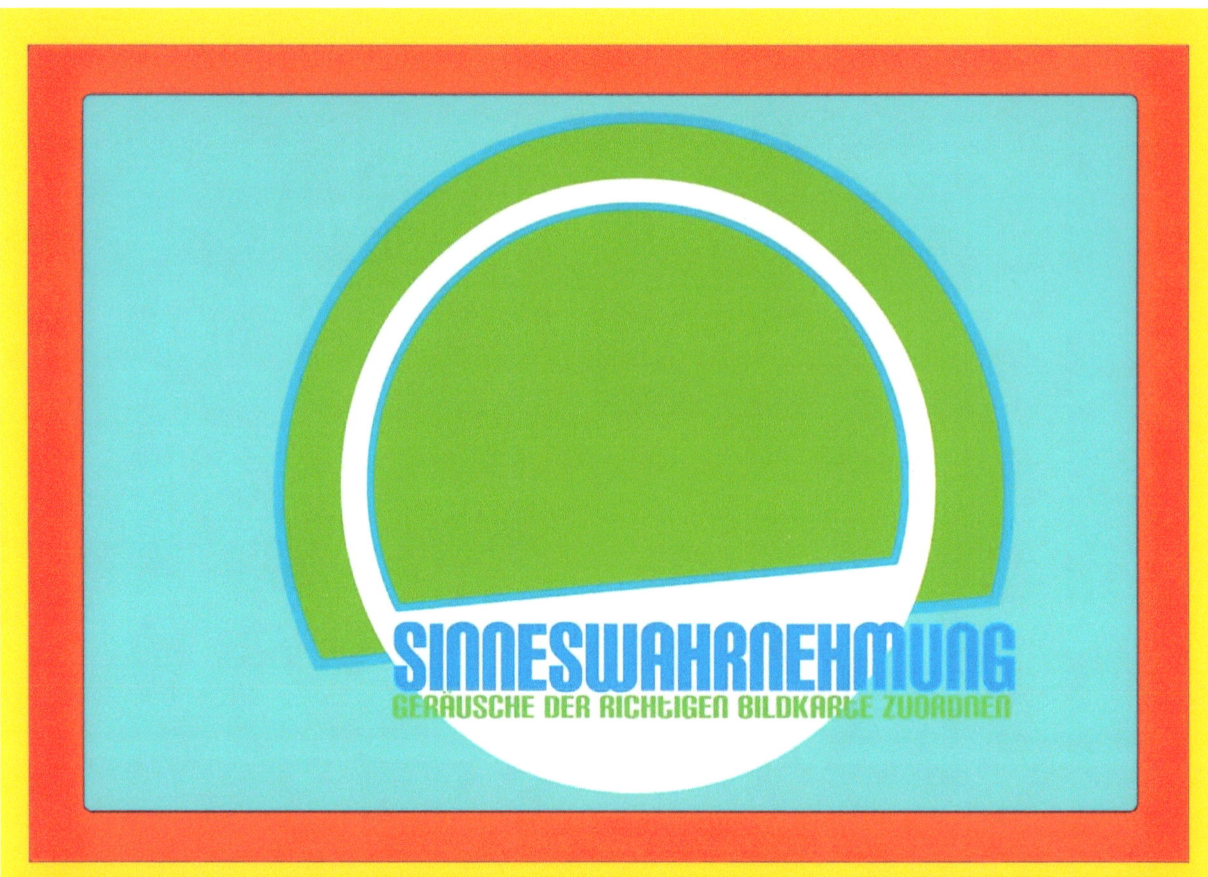
SINNESWAHRNEHMUNG
GERÄUSCHE DER RICHTIGEN BILDKARTE ZUORDNEN

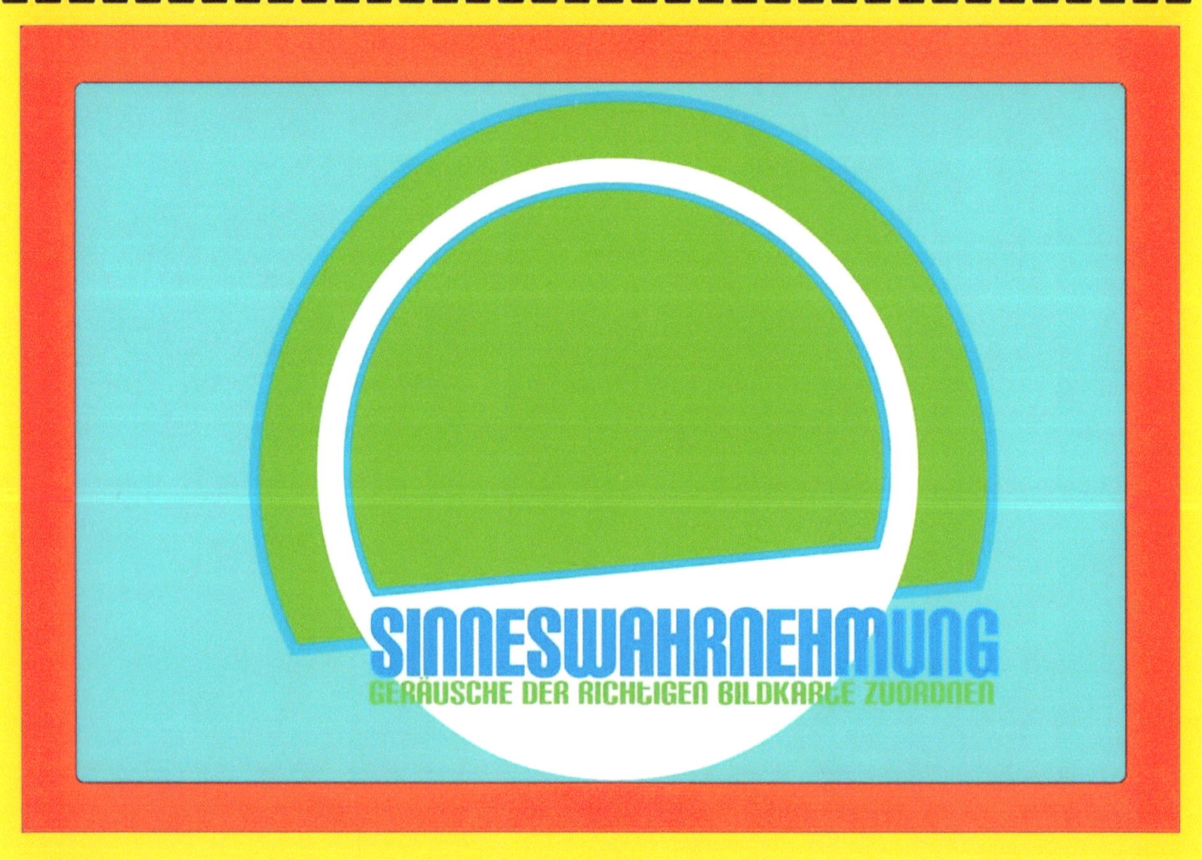
SINNESWAHRNEHMUNG
GERÄUSCHE DER RICHTIGEN BILDKARTE ZUORDNEN

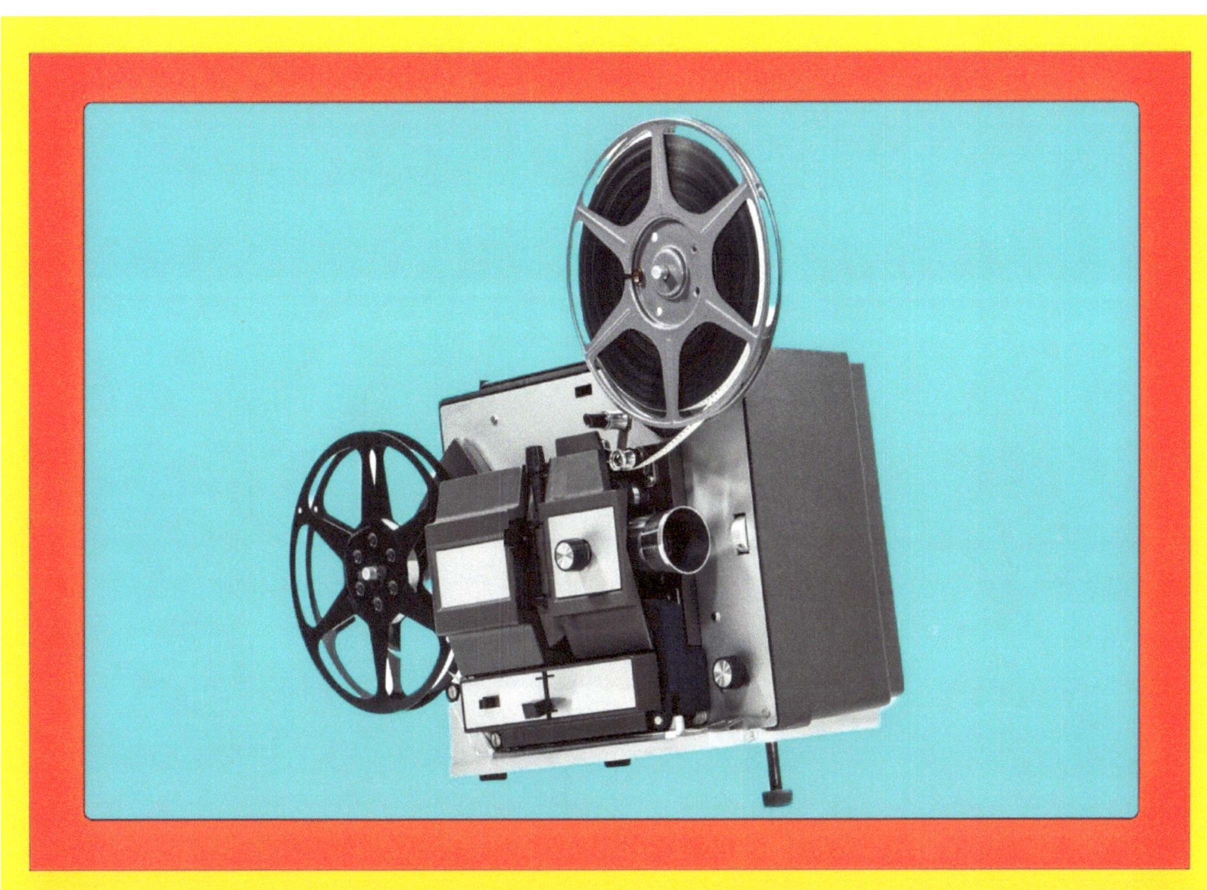

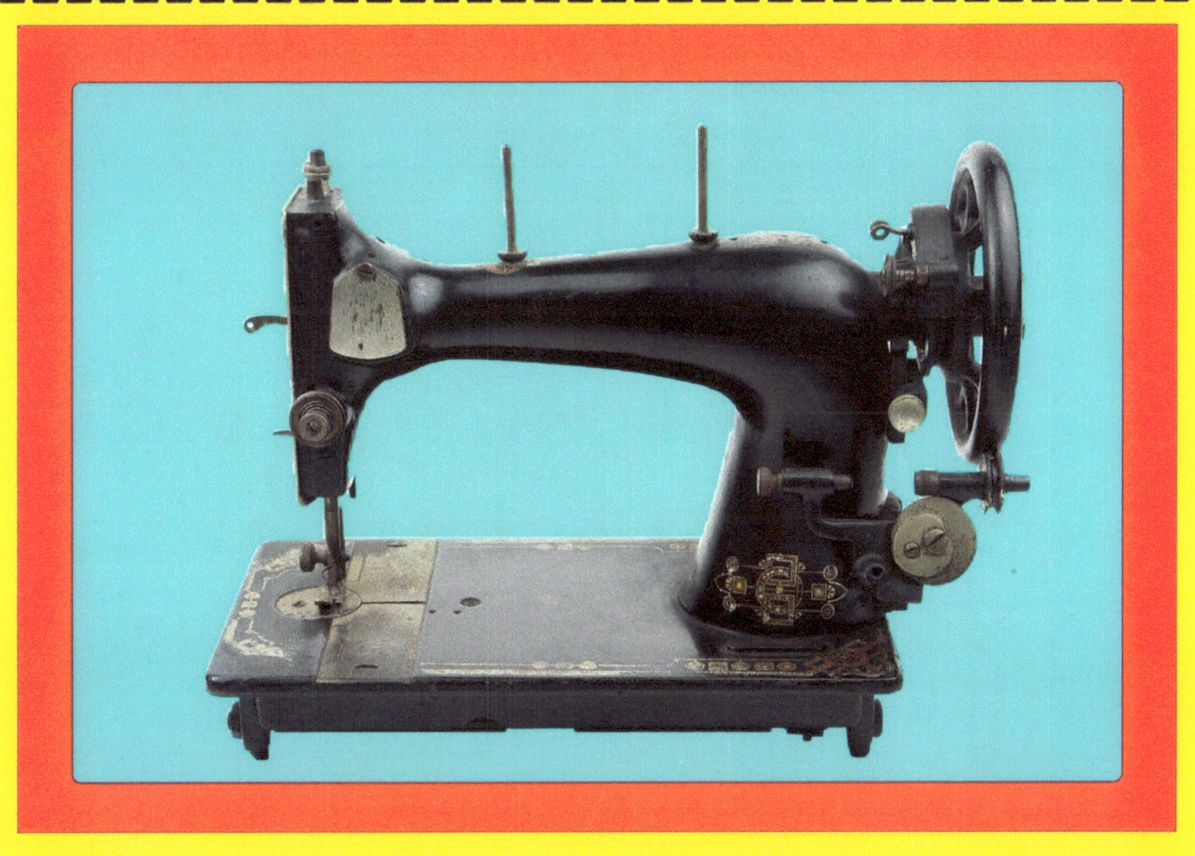

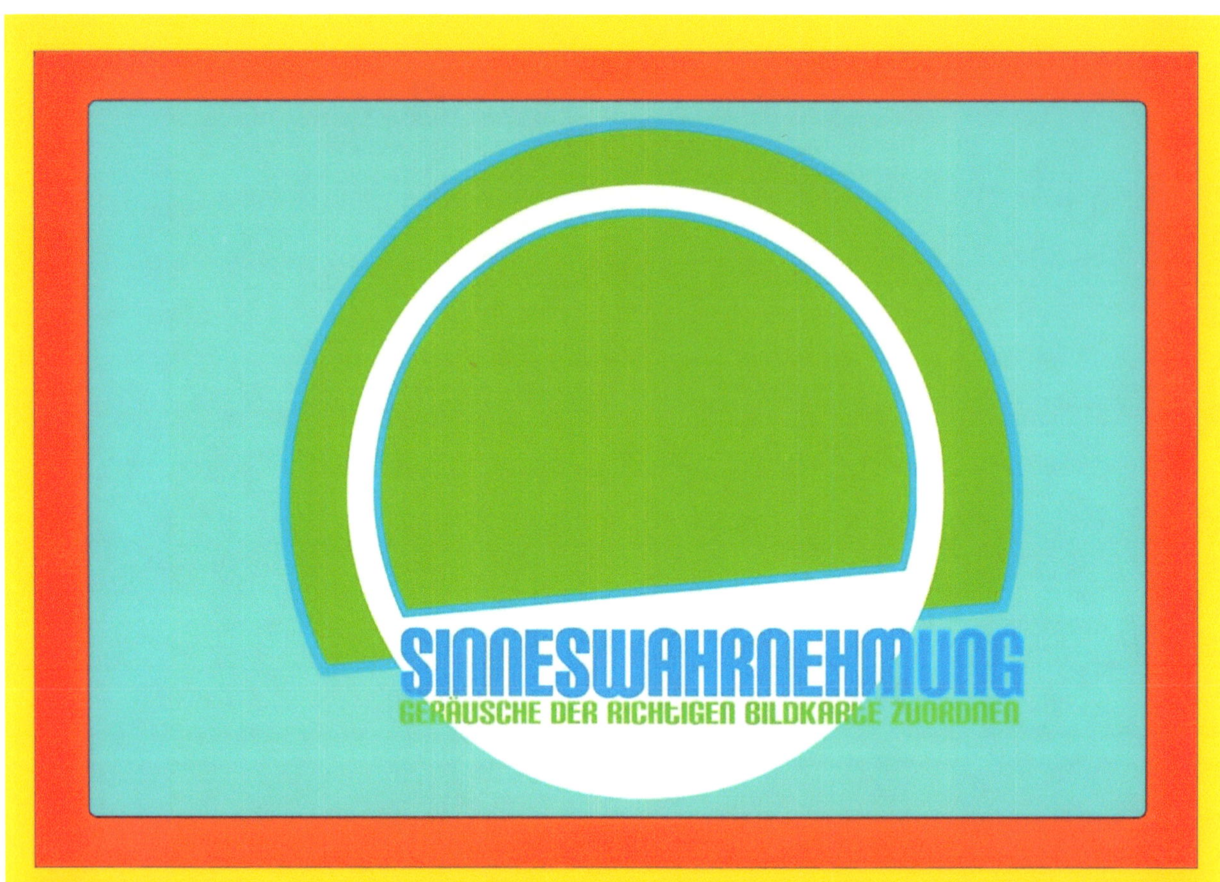

SINNESWAHRNEHMUNG
GERÄUSCHE DER RICHTIGEN BILDKARTE ZUORDNEN

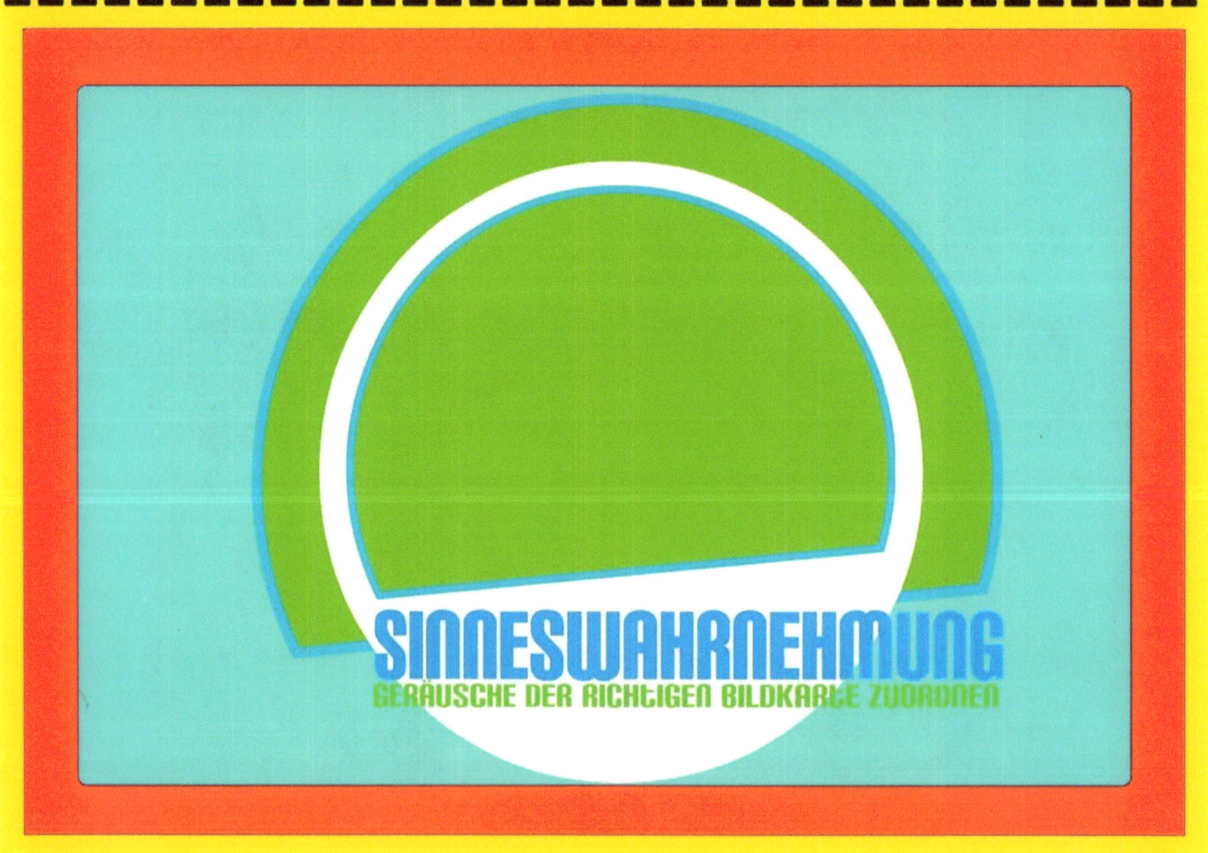

SINNESWAHRNEHMUNG
GERÄUSCHE DER RICHTIGEN BILDKARTE ZUORDNEN

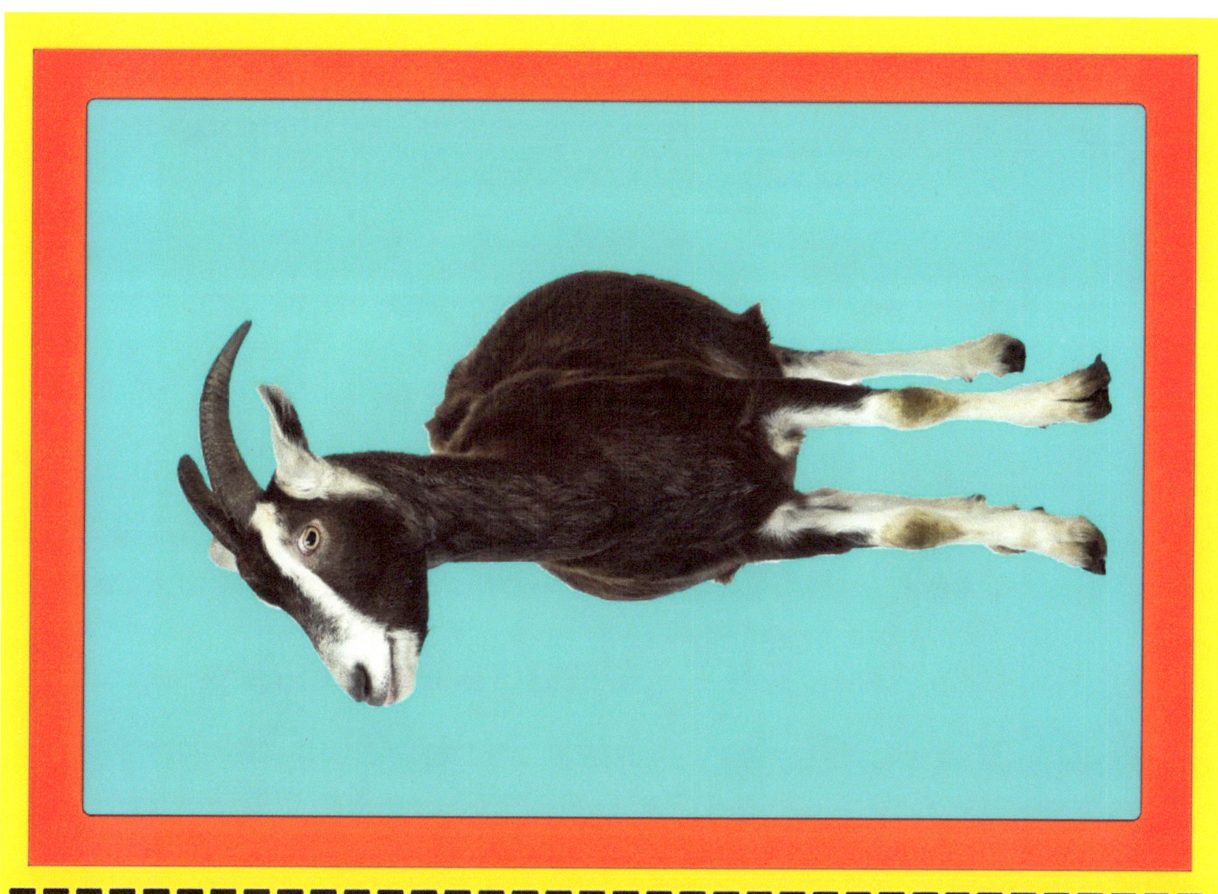

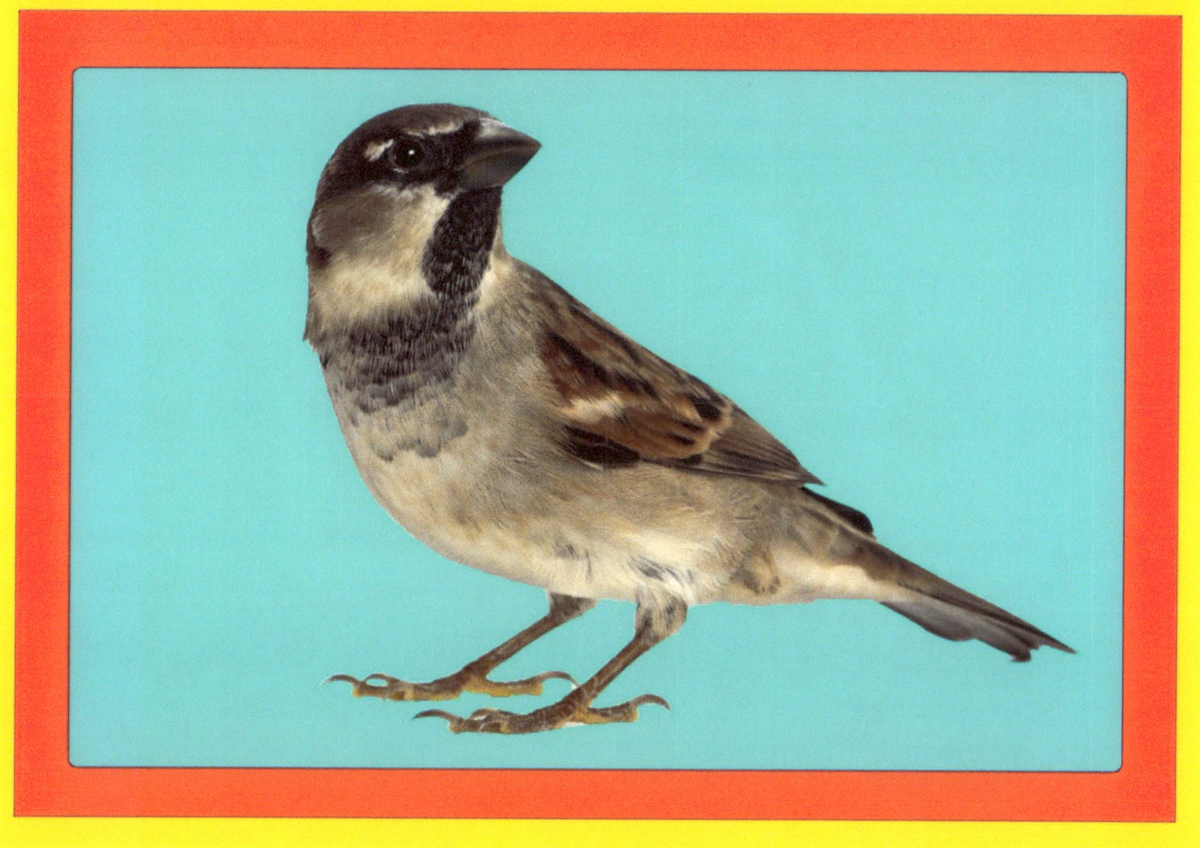

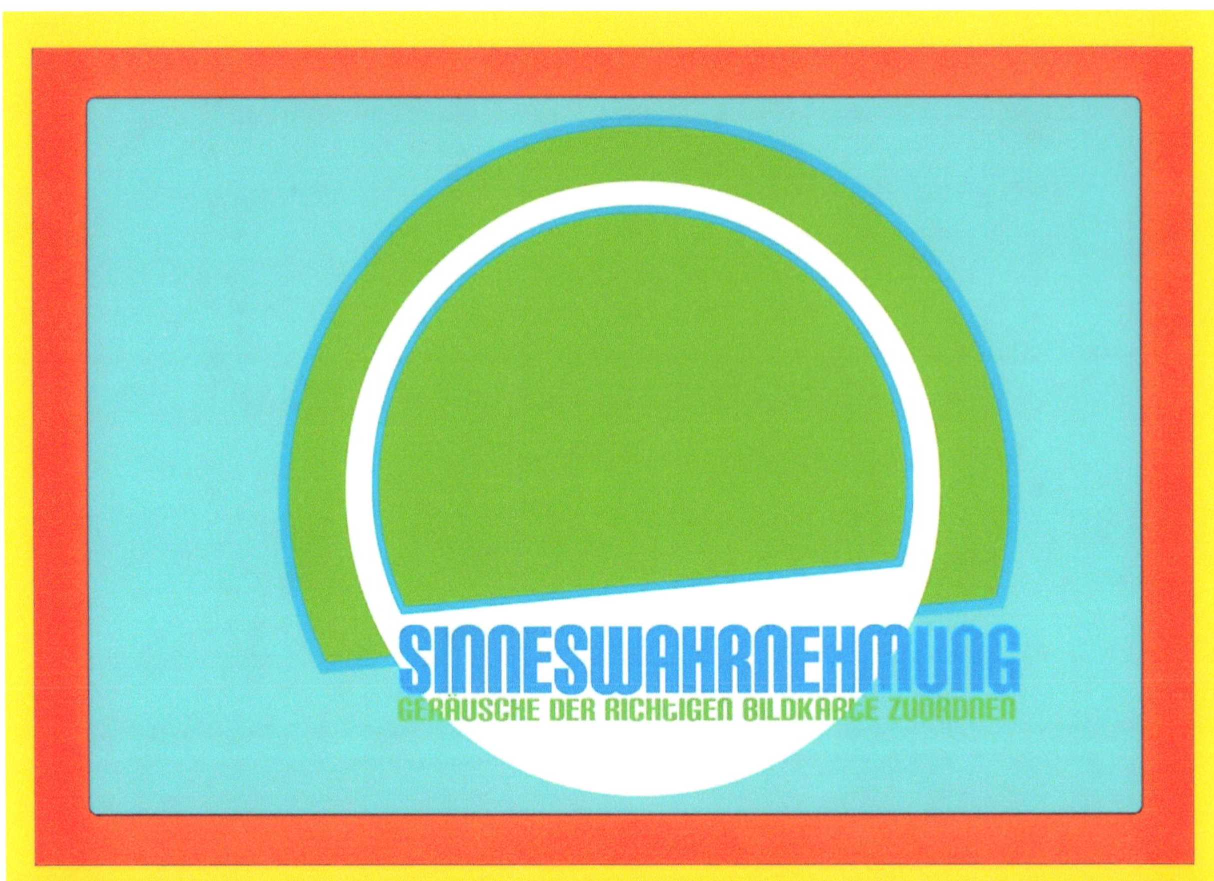

SINNESWAHRNEHMUNG
GERÄUSCHE DER RICHTIGEN BILDKARTE ZUORDNEN

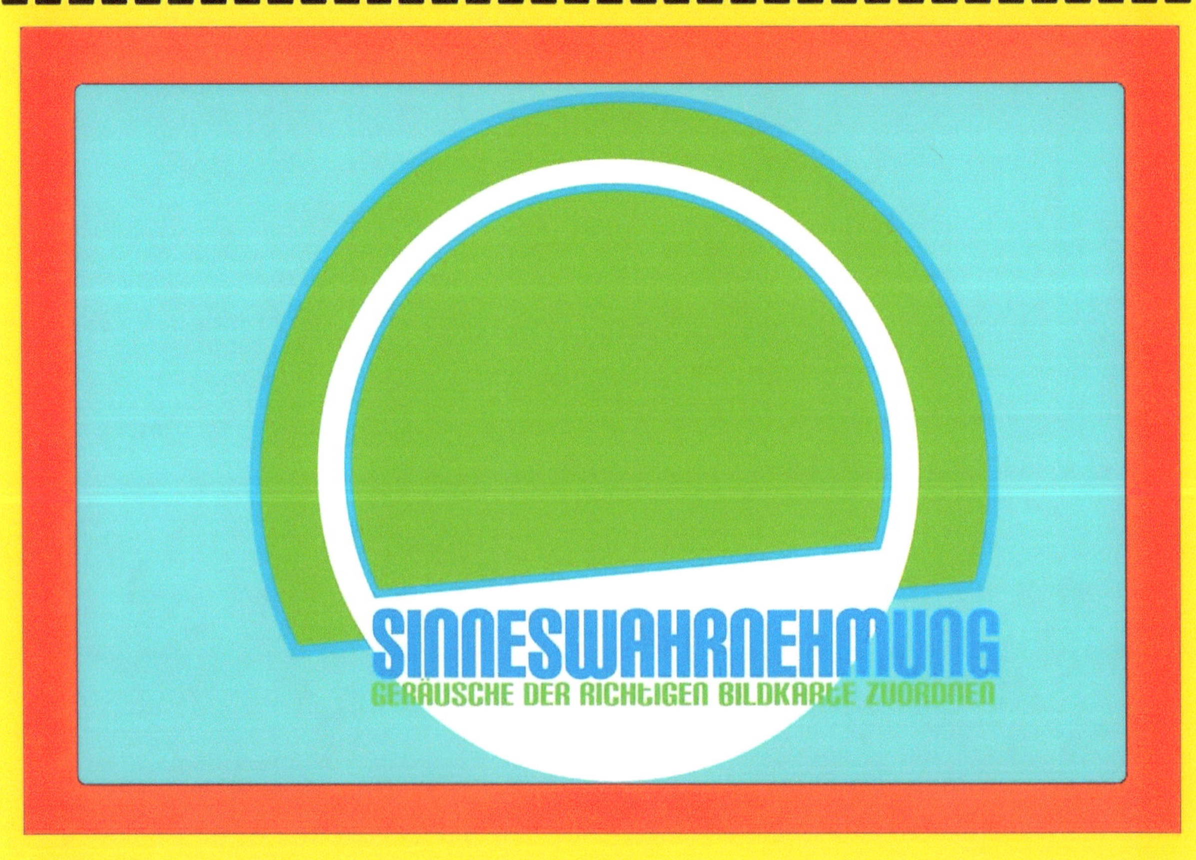

SINNESWAHRNEHMUNG
GERÄUSCHE DER RICHTIGEN BILDKARTE ZUORDNEN

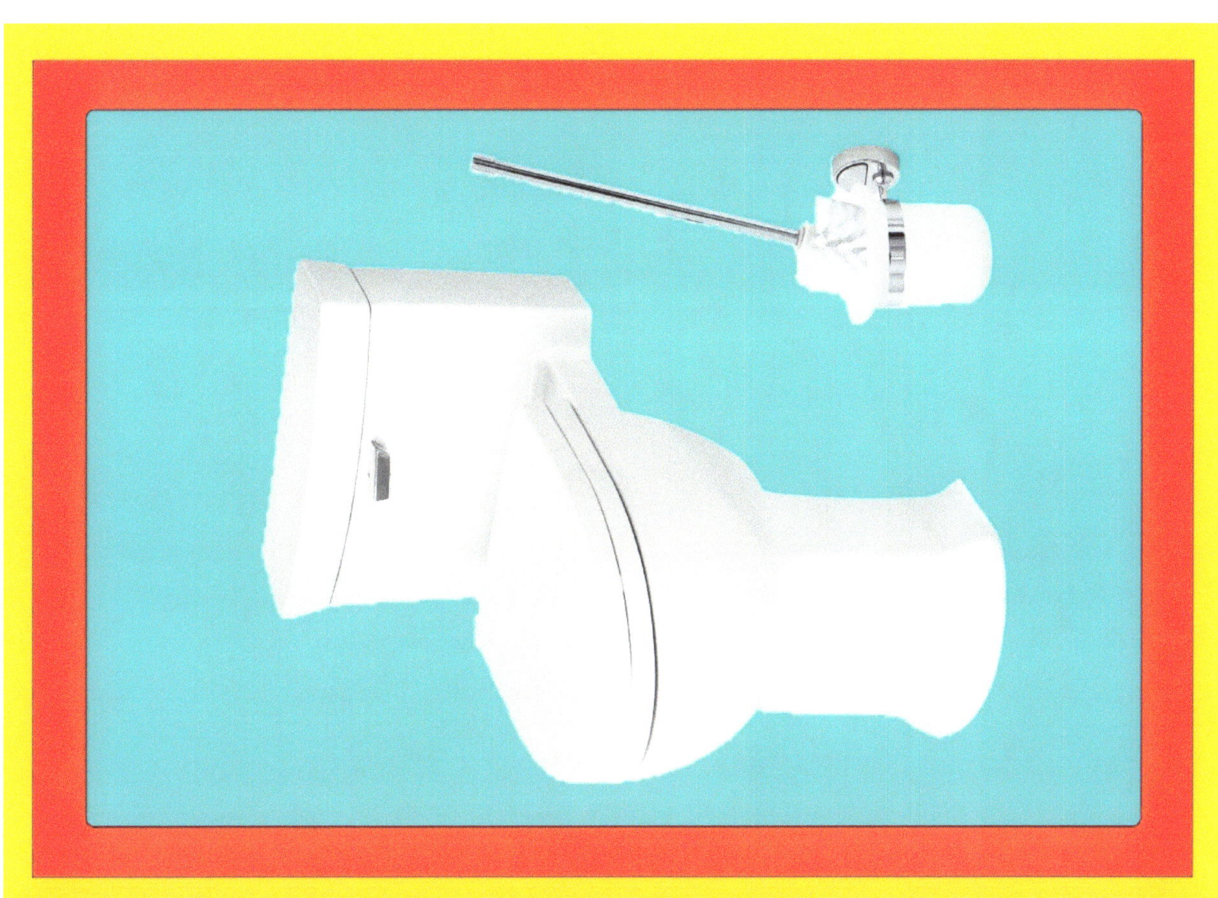

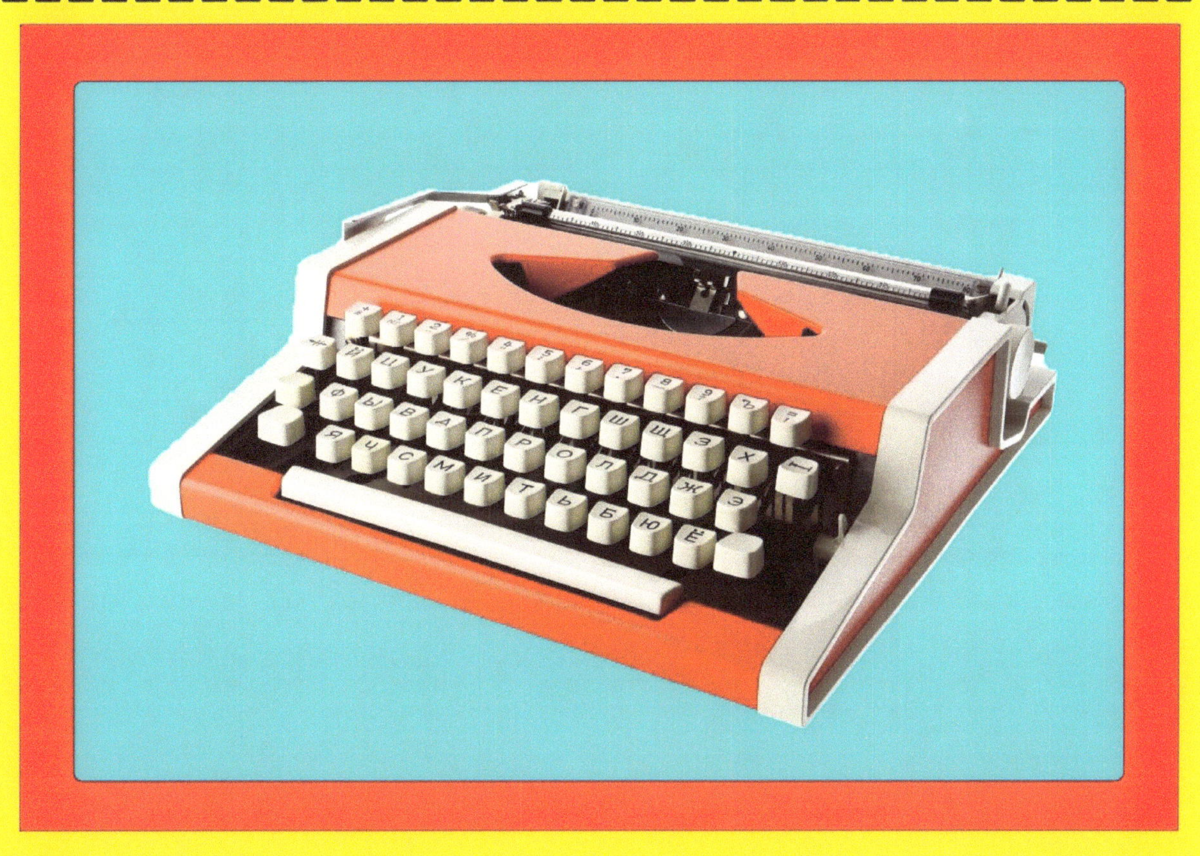

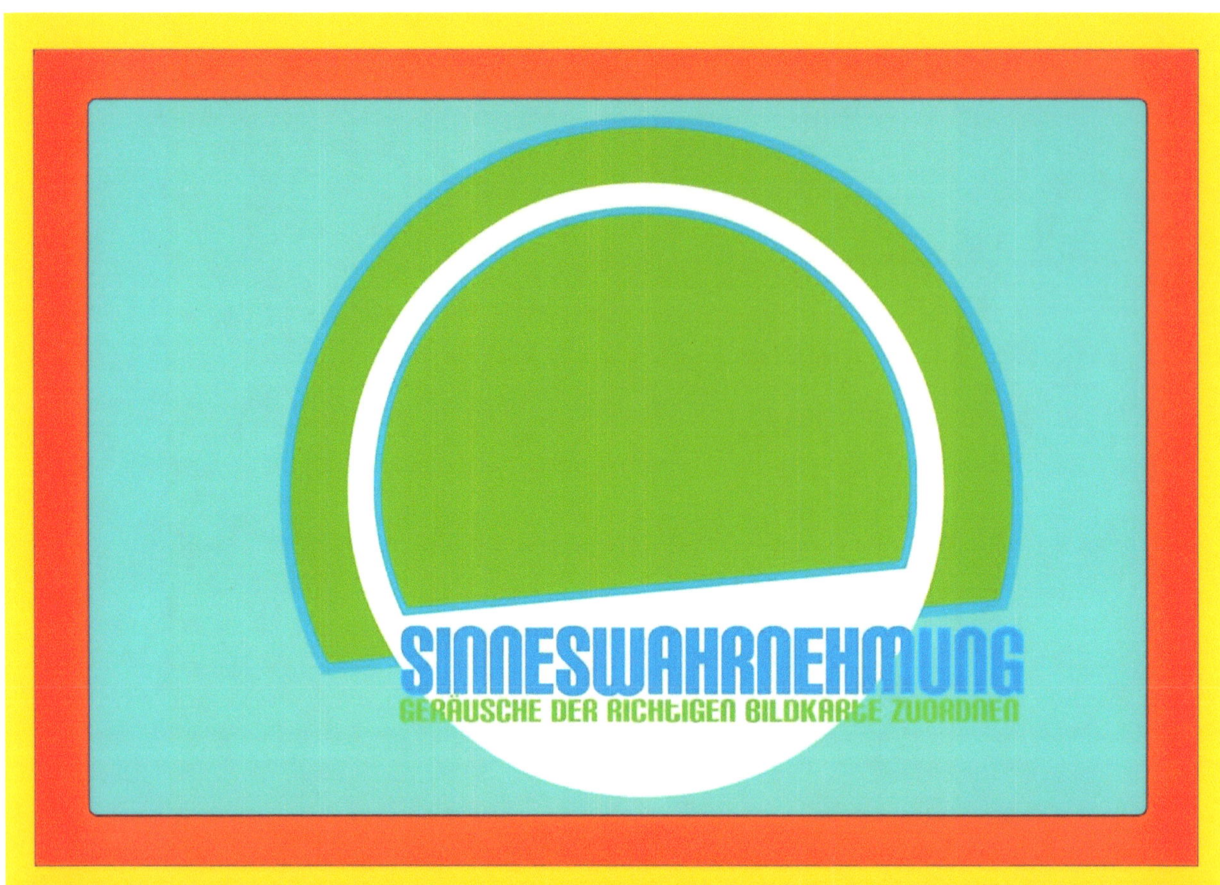

SINNESWAHRNEHMUNG
GERÄUSCHE DER RICHTIGEN BILDKARTE ZUORDNEN

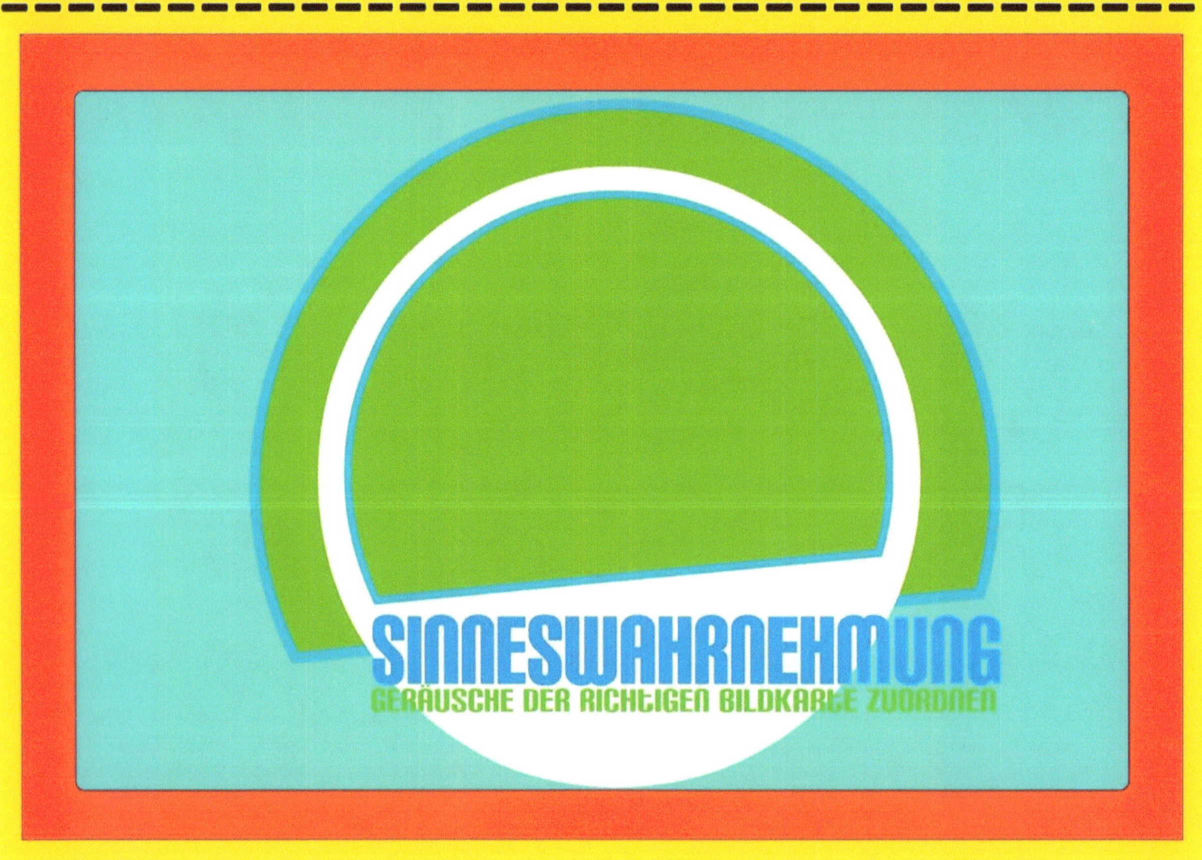

SINNESWAHRNEHMUNG
GERÄUSCHE DER RICHTIGEN BILDKARTE ZUORDNEN

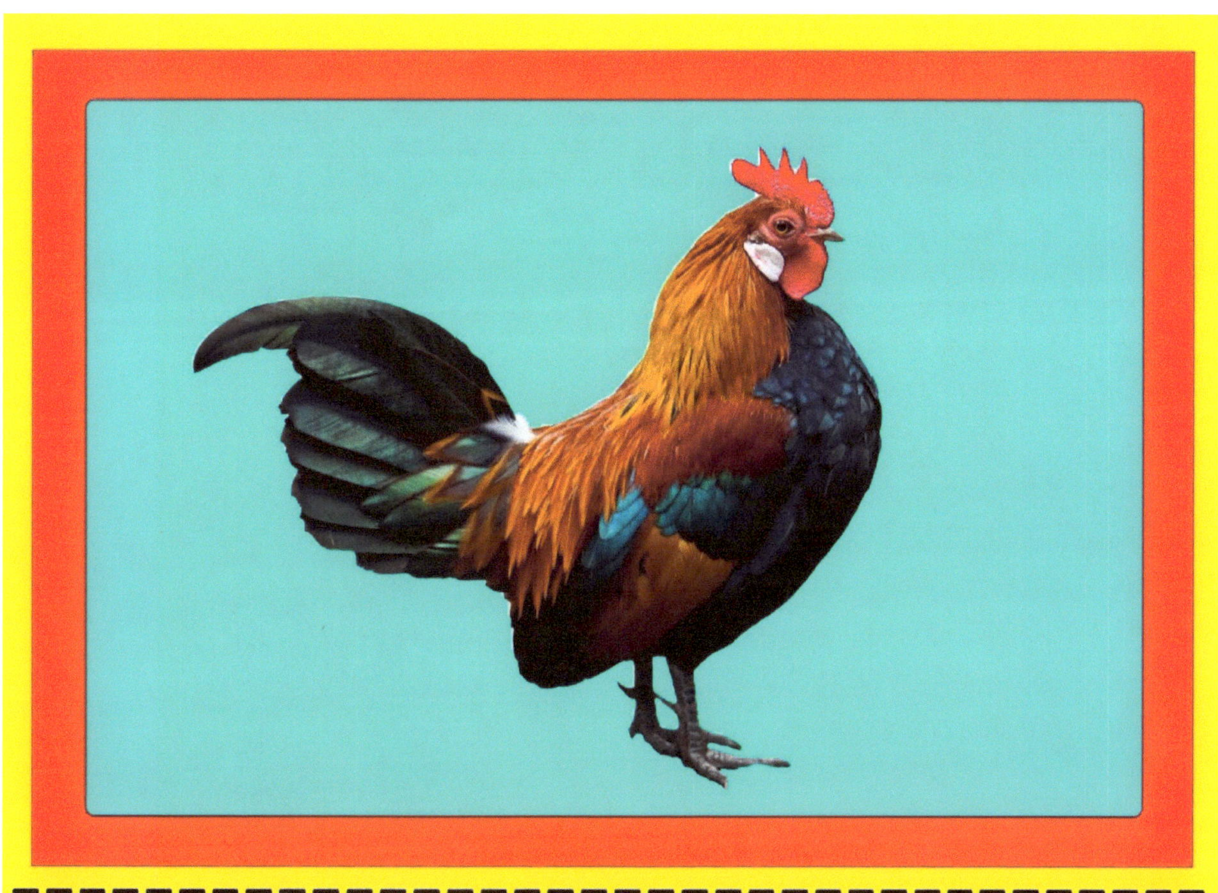

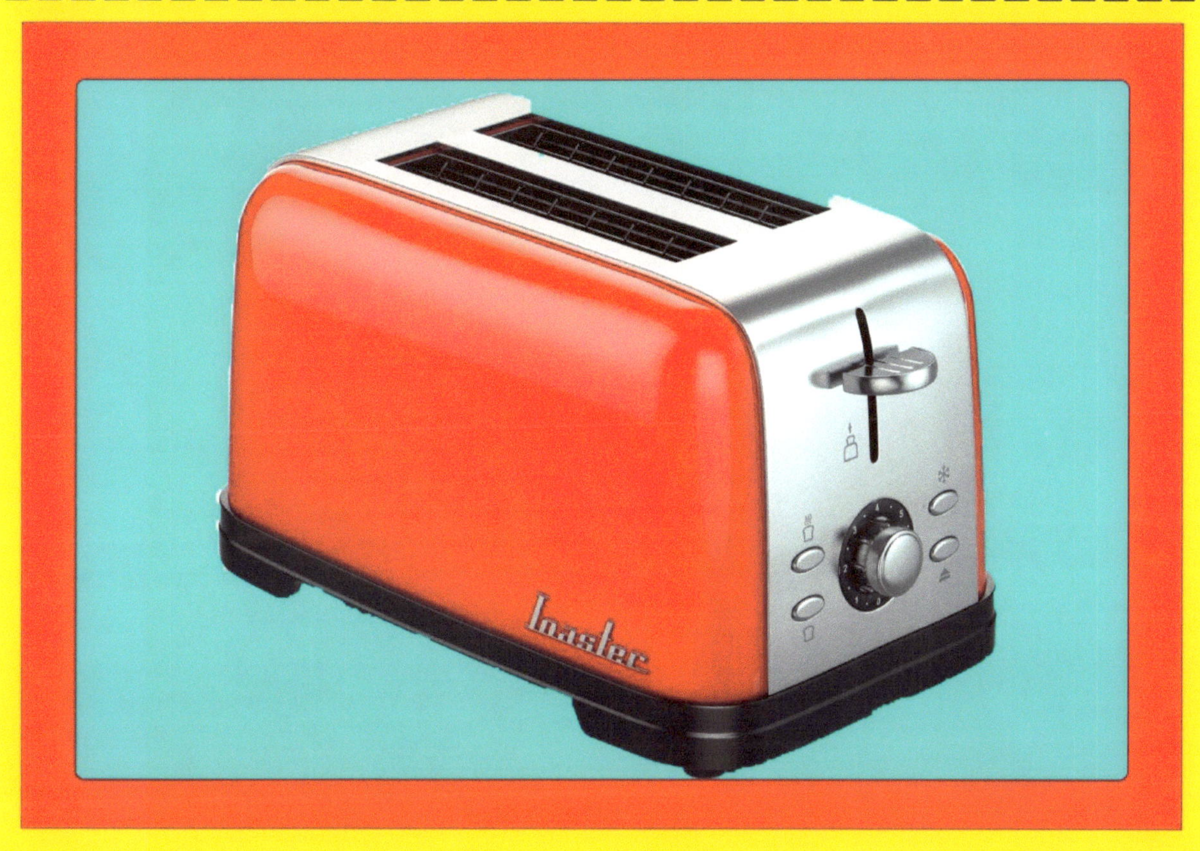
Toasler

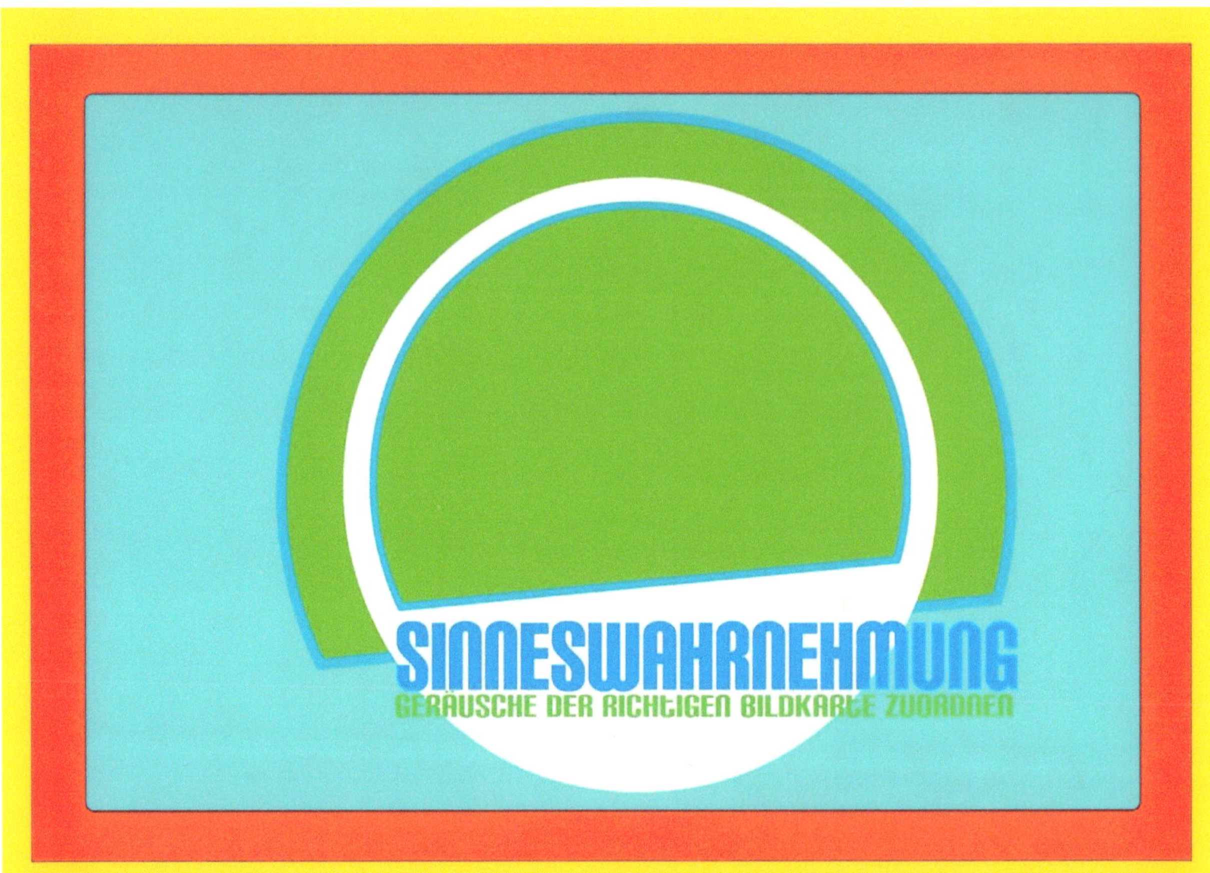
SINNESWAHRNEHMUNG
GERÄUSCHE DER RICHTIGEN BILDKARTE ZUORDNEN

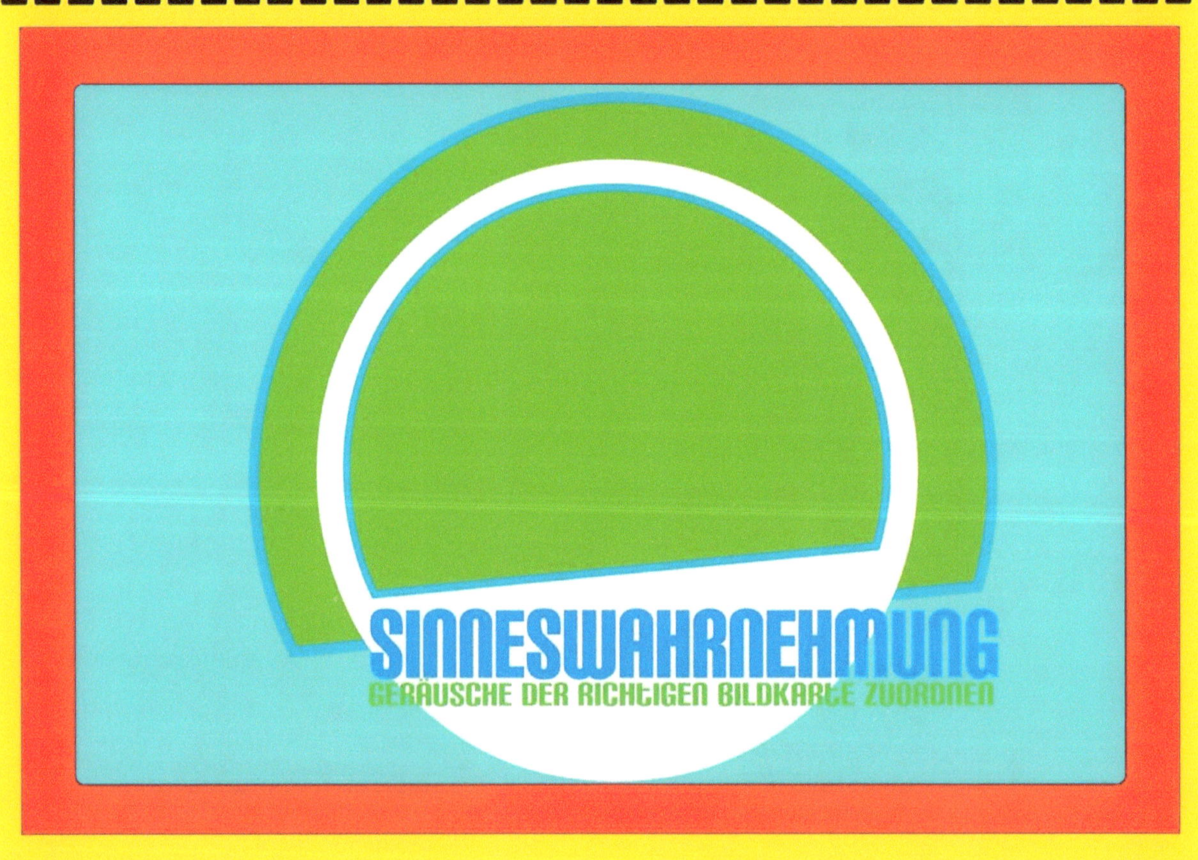
SINNESWAHRNEHMUNG
GERÄUSCHE DER RICHTIGEN BILDKARTE ZUORDNEN

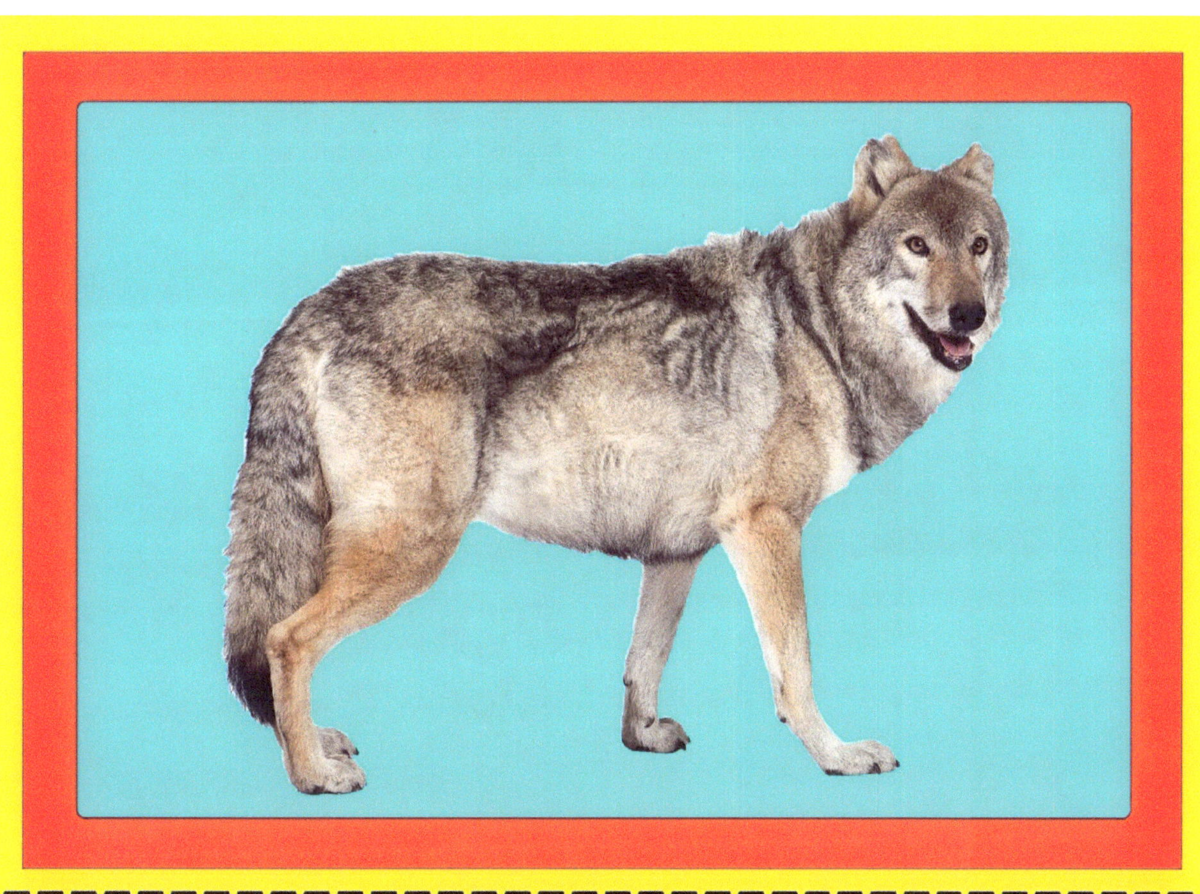

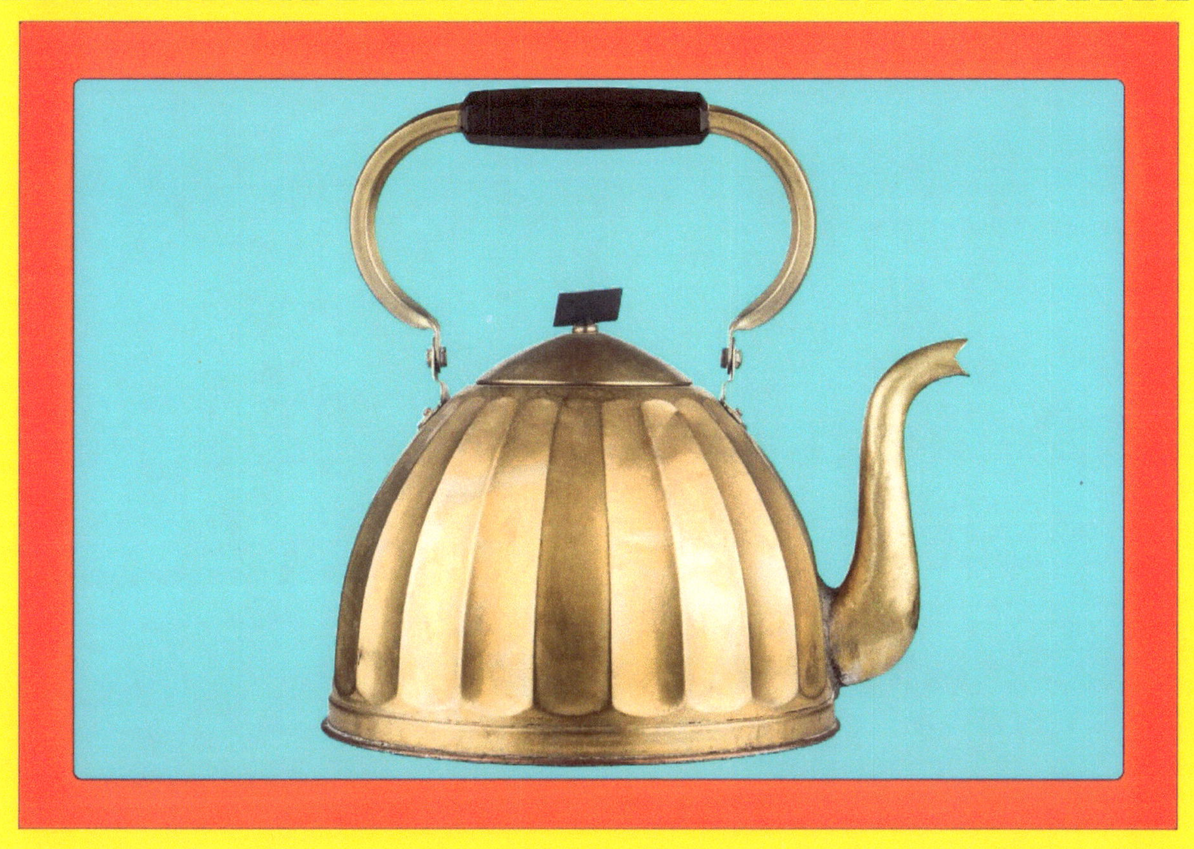

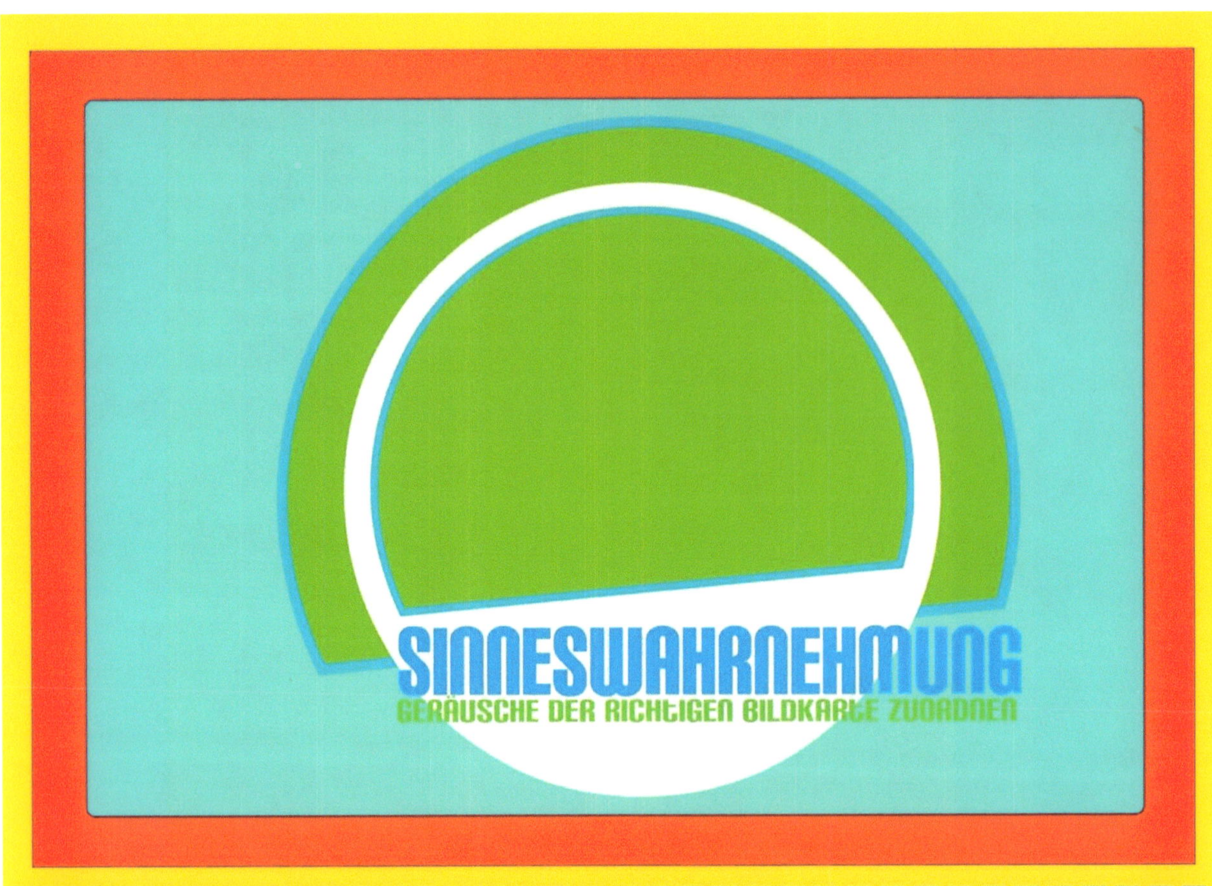
SINNESWAHRNEHMUNG
GERÄUSCHE DER RICHTIGEN BILDKARTE ZUORDNEN

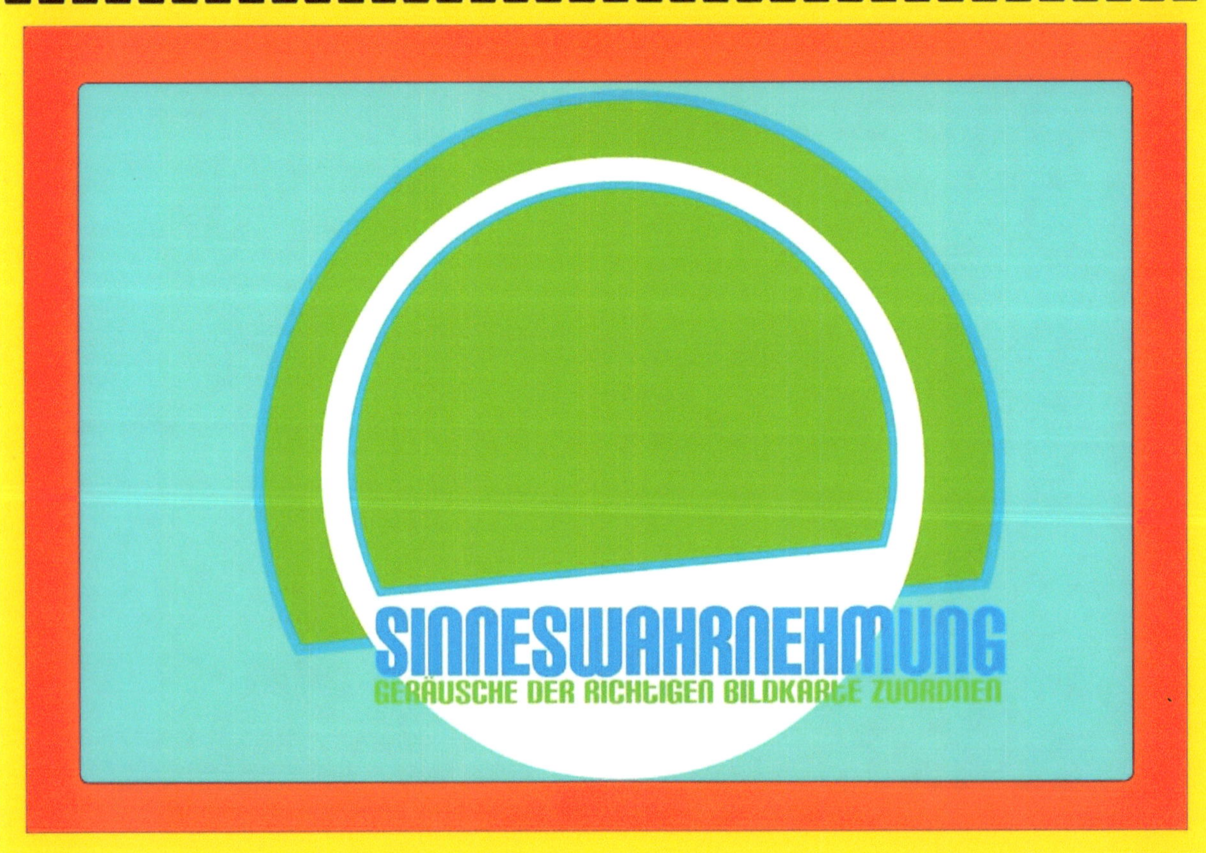
SINNESWAHRNEHMUNG
GERÄUSCHE DER RICHTIGEN BILDKARTE ZUORDNEN

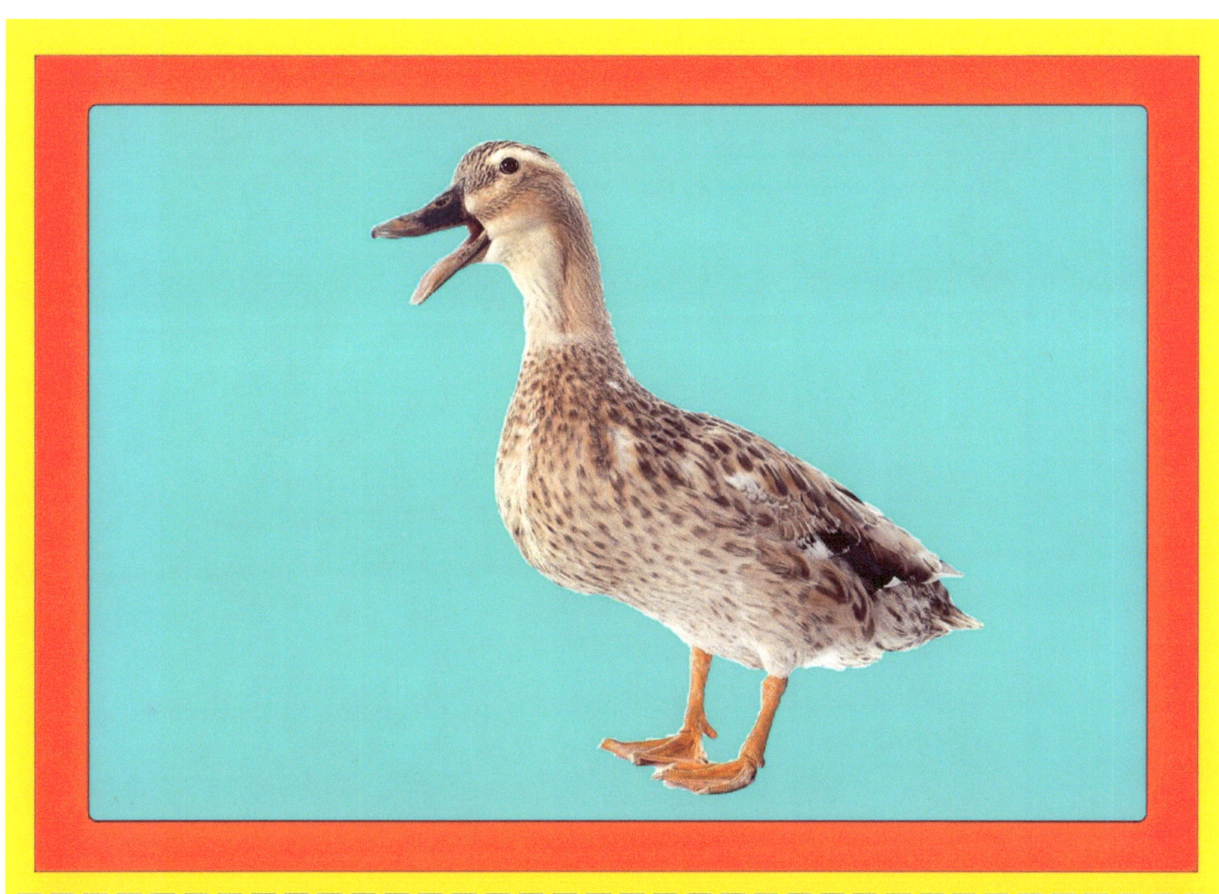

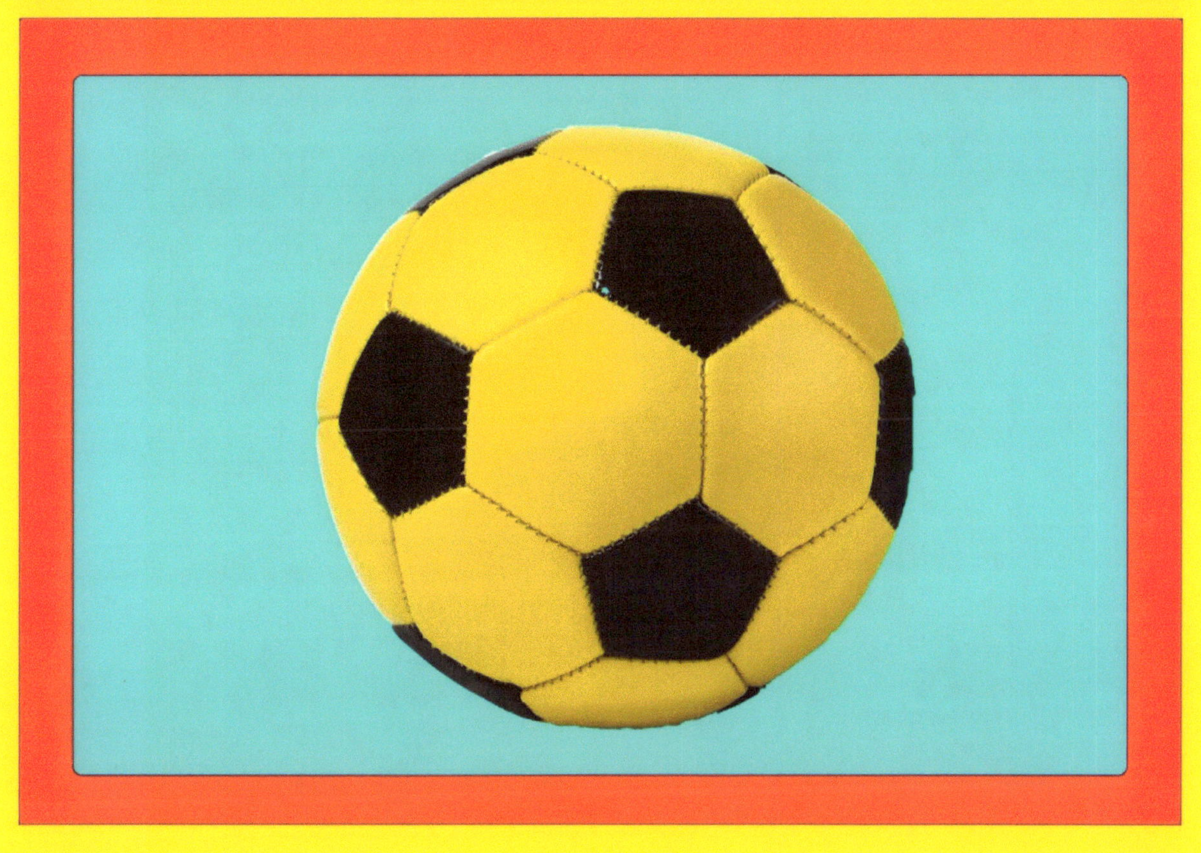

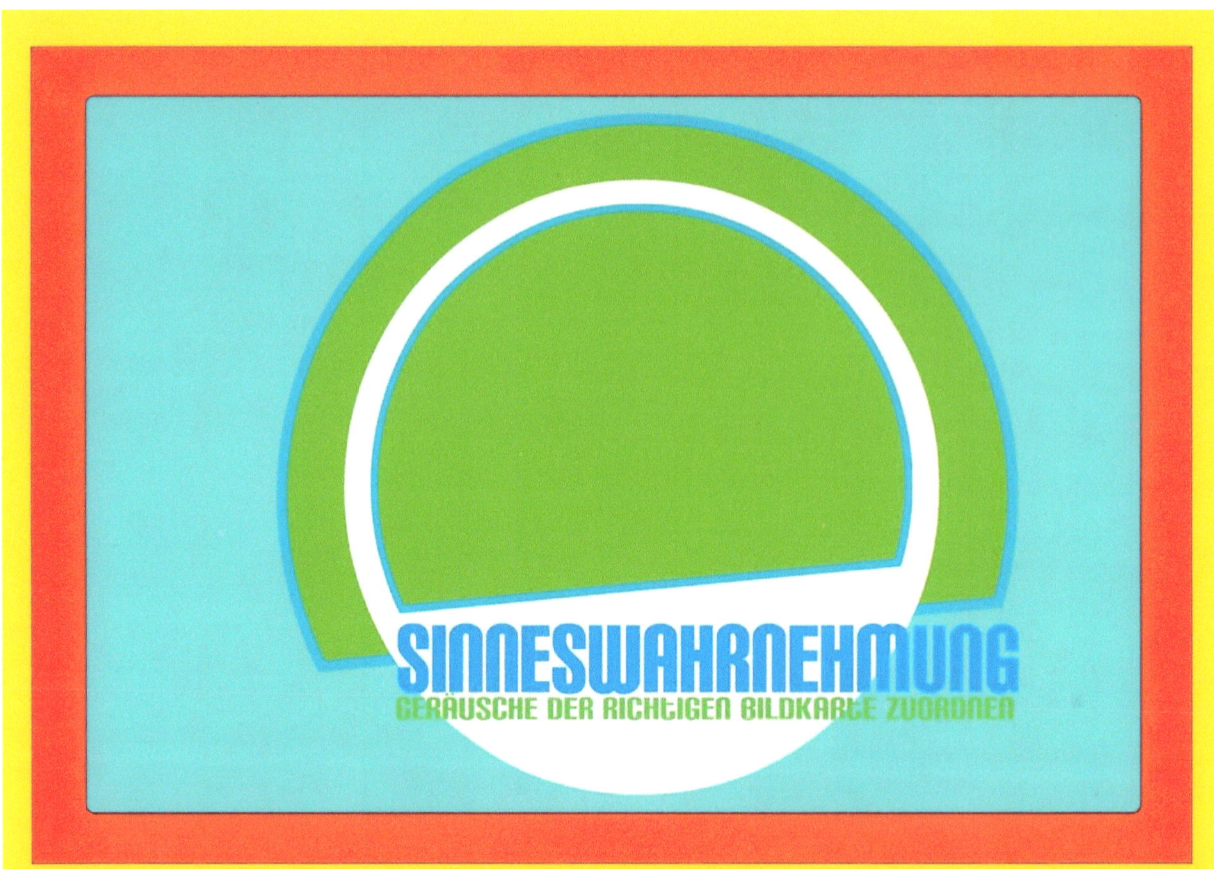

SINNESWAHRNEHMUNG
GERÄUSCHE DER RICHTIGEN BILDKARTE ZUORDNEN

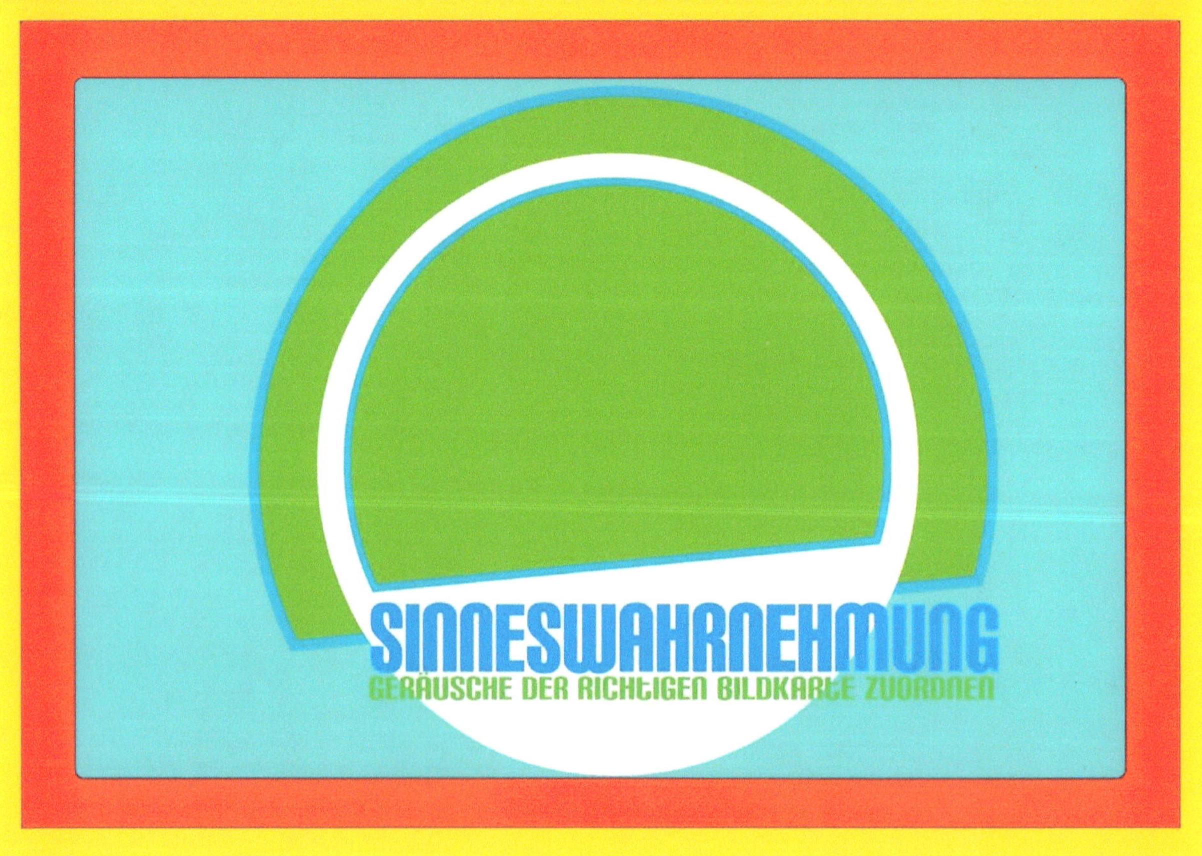

SINNESWAHRNEHMUNG
GERÄUSCHE DER RICHTIGEN BILDKARTE ZUORDNEN

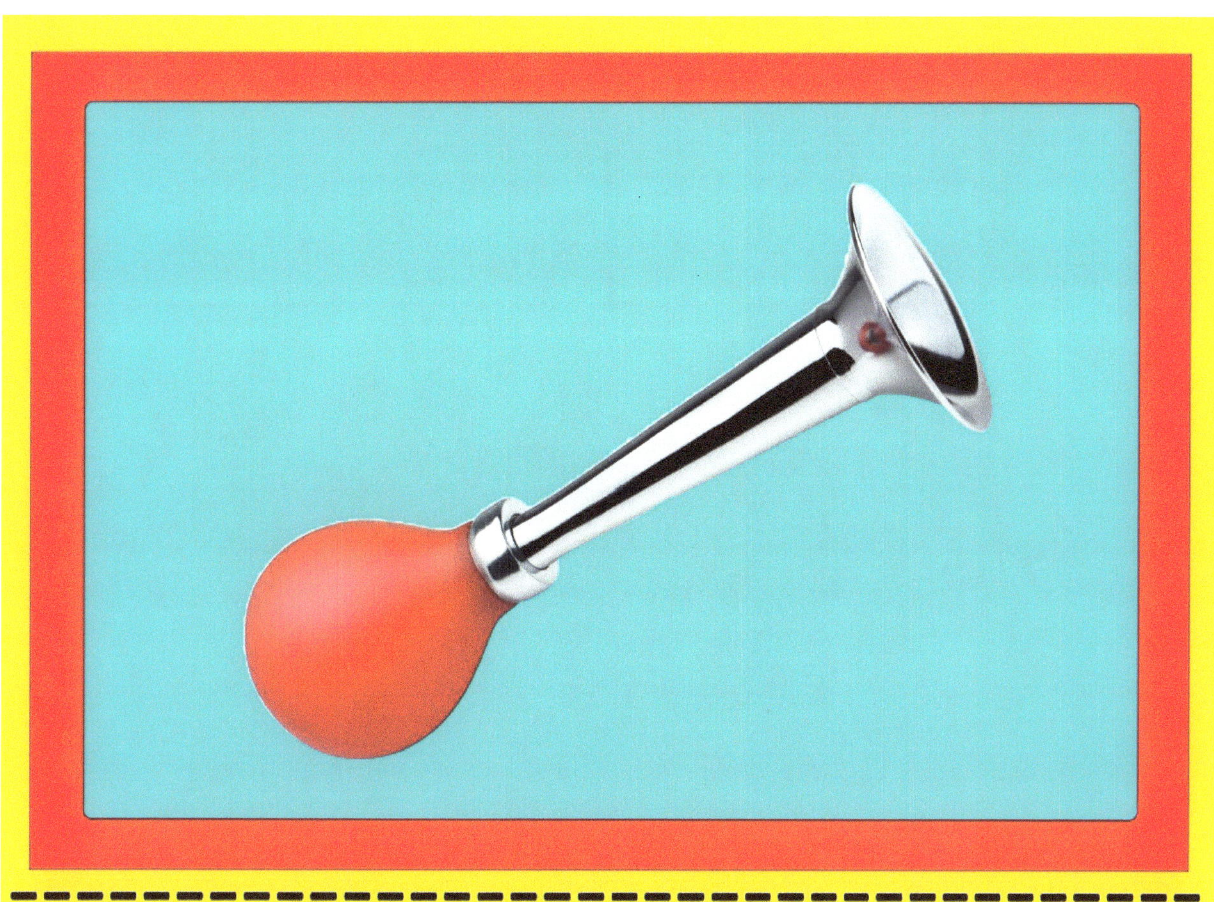

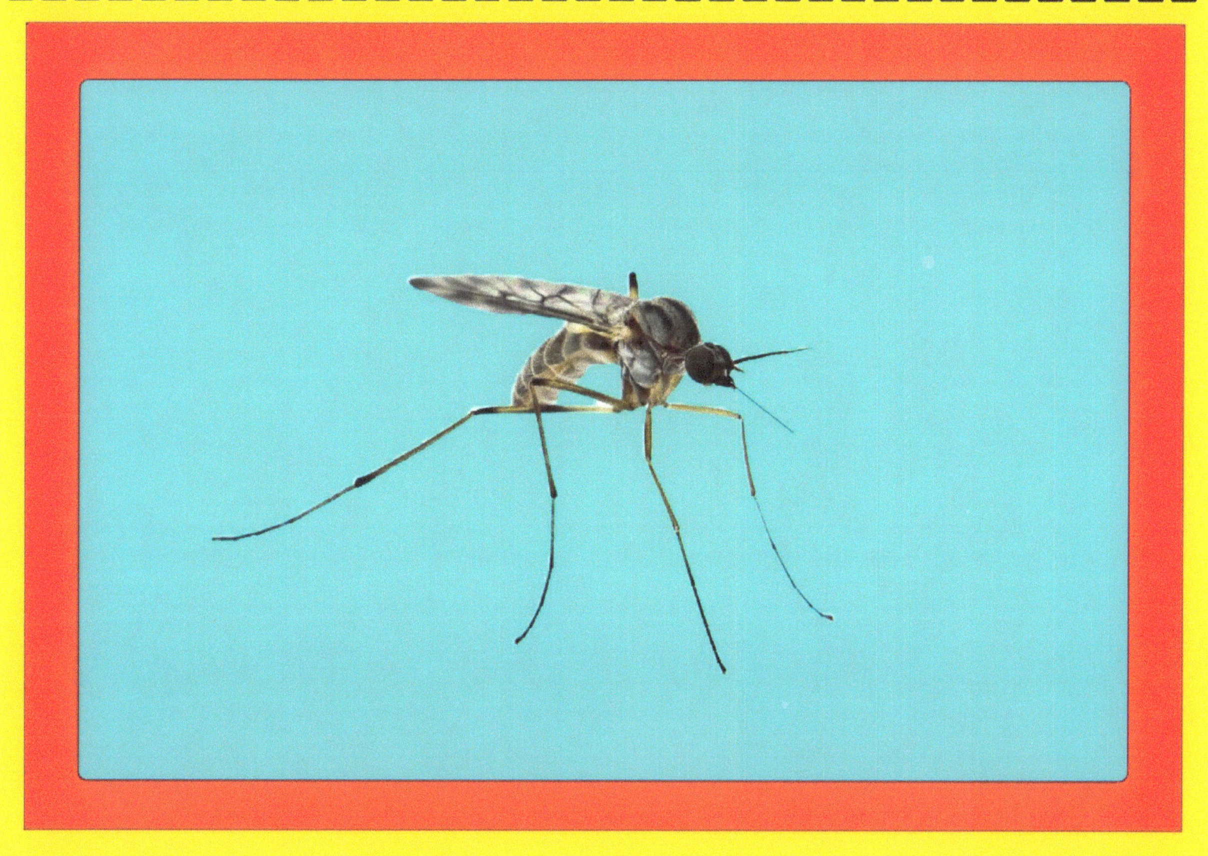

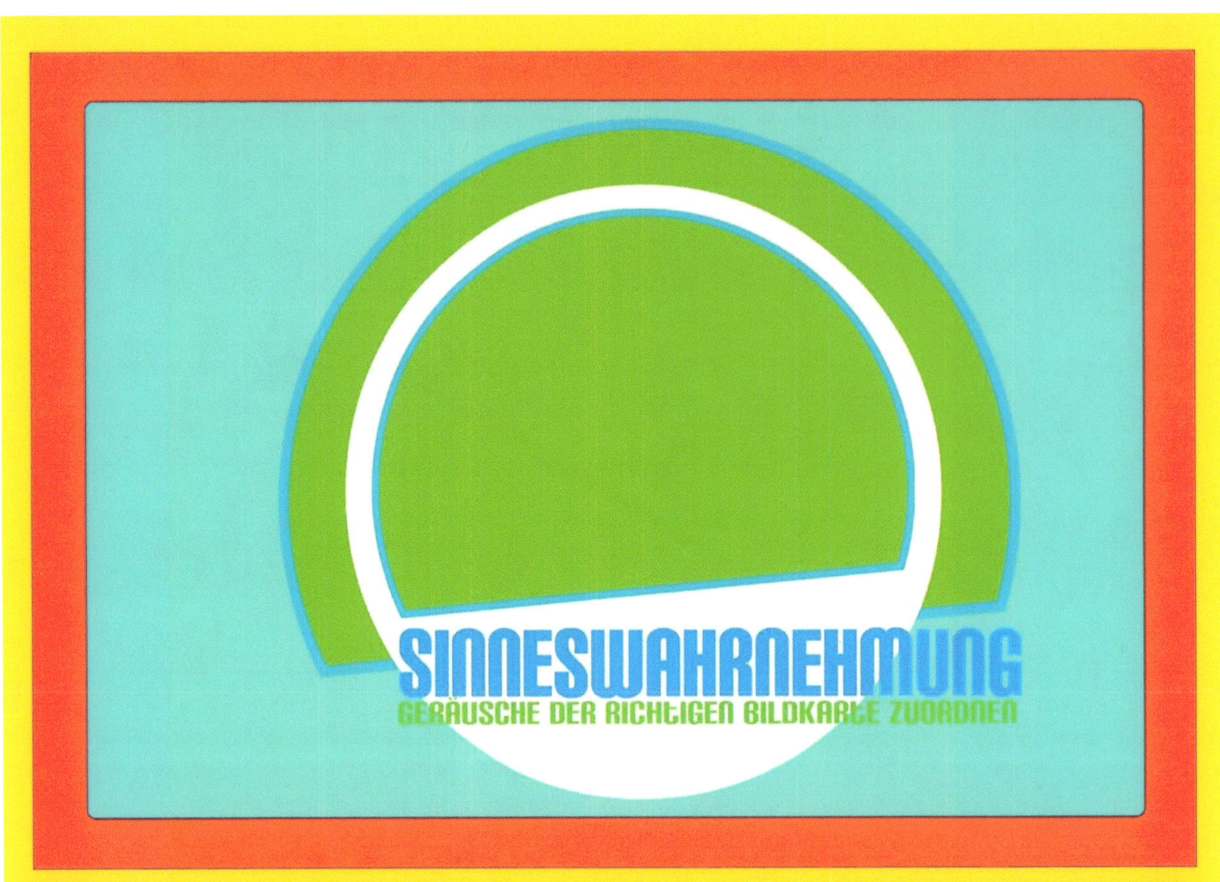

SINNESWAHRNEHMUNG
GERÄUSCHE DER RICHTIGEN BILDKARTE ZUORDNEN

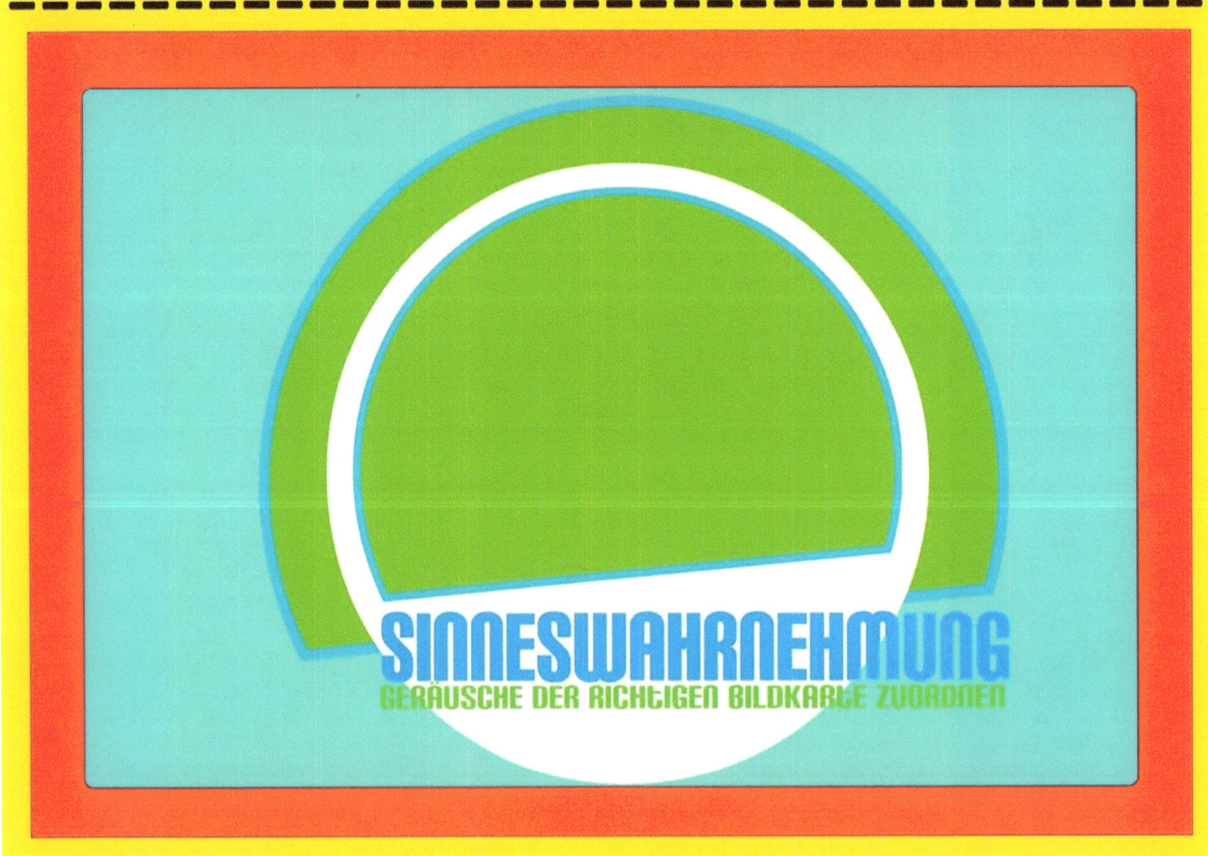

SINNESWAHRNEHMUNG
GERÄUSCHE DER RICHTIGEN BILDKARTE ZUORDNEN

Inhaltsübersicht der MP3-Datei „Sinneswahrnehmung"

Geräusche:

Nr. 1: Kröten, Frösche

Gongschlag

Nr. 2: Landeanflug – Flugzeug

Gongschlag

Nr. 3: Kirche – Kirchenglocken

Gongschlag

Nr. 4: Standuhr – Ticken

Gongschlag

Nr. 5: Telefon mit Wählscheibe

Gongschlag

Nr. 6: Trillerpfeife / Signalpfeife / Schiedsrichterpfeife

Gongschlag

Nr. 7: Hubschrauber

Gongschlag

Nr. 8: Fahrradklingel

Gongschlag

Nr. 9: Fahrradfahren, Radfahren oder Radeln

Gongschlag

Nr. 10: Haartrockner / Föhn

Gongschlag

Nr. 11: Hund / Hundegebell

Gongschlag

Nr. 12: Radio / Sendersuche

Gongschlag

Nr. 13: Luftpumpe / aufpumpen

Gongschlag

Inhaltsübersicht der MP3-Datei „Sinneswahrnehmung"

Geräusche:

Nr. 14: Kuh

Gongschlag

Nr. 15: Elefanten

Gongschlag

Nr. 16: Filmprojektor (8mm)

Gongschlag

Nr. 17: Nähmaschine

Gongschlag

Nr. 18: Ziege

Gongschlag

Nr. 19: Vögel / Vogelgezwitscher

Gongschlag

Nr. 20: Toilettenspülung / Toilette / Klosett / Abort

Gongschlag

Nr. 21: Schreibmaschine

Gongschlag

Nr. 22: Hahn / Hahnengekrähe

Gongschlag

Nr. 23: Wolf / Wolfsheulen

Gongschlag

Nr. 24: Wasserkessel - Pfeife

Gongschlag

Nr. 25: Enten / Entengeschnatter

Gongschlag